図解

# 手外科専門医が教える手根管症候群とヘバーデン結節の治し方


監修

きくち整形外科院長、医学博士

**菊地淑人**


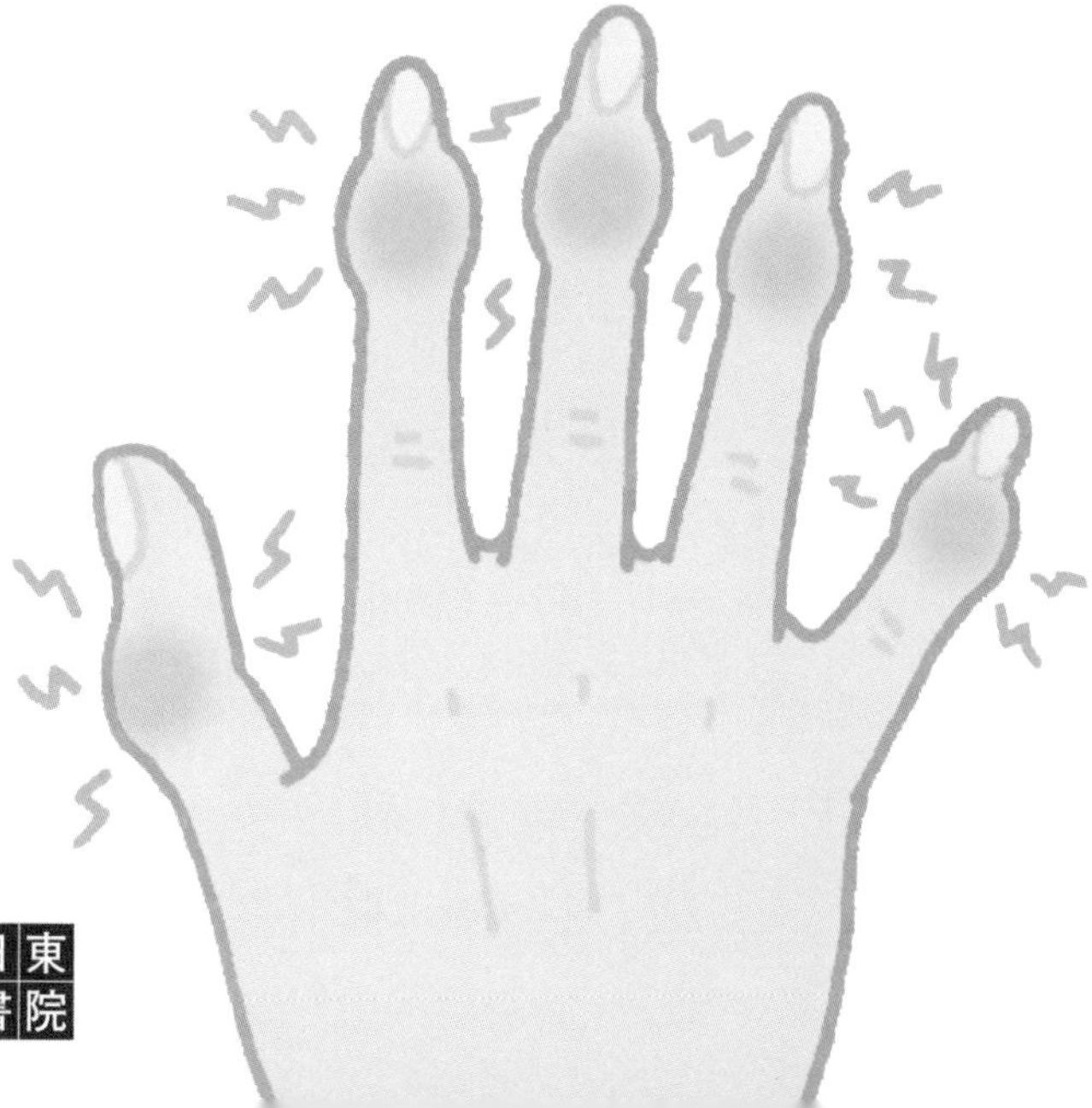


日東書院

はじめに

# 本書を手と指のしびれや痛みの対策にお役立てください

はじめまして。手外科専門医の菊地淑人です。

〝手外科〟という言葉を初めてお聞きになる方も多いと思いますが、〝手外科〟は整形外科のなかでも、主として腕や手、指を専門的に治療する診療科目です。本書では、手に関するさまざまな病気についてわかりやすく解説しています。

当院には、手の悩みで来院される患者さんがたくさんいます。その訴えとしては、手指が痛い、指が腫《は》れた、手がしびれる、指先が変形してきた、などといろいろあります。ほかの病院で腱鞘炎《けんしょうえん》といわれたが実際は関節の痛みであったり、しびれの原因として首からくるものといわれたが、手根管症候群《しゅこんかんしょうこうぐん》によるしびれであったなどということはよく経験します。

本書では、手の病気として、〝しびれ〟〝変形〟〝痛み〟に焦点を当てました。

手のしびれでは、脳梗塞《のうこうそく》などの頭の病気ではないかと心配で来院される方も多いのですが、実際には首の病気や手根管症候群などの末梢神経《まっしょうしんけい》の病気であることがよくあります。

また、手指の変形や変形に伴う痛みとしては、ヘバーデン結節や母指CM関節症などの病気が多いのですが、まれに関節リウマチのこともあります。

最後のPARTには、手の痛みの原因として日常診療でよくみられる病気について紹介しています。なかでも、腱鞘炎、ガングリオン、TFCC損傷といった病気は、毎日外来でみられる病気です。

手の病気は治療に当たり、日常生活上でのケアも大切です。この本で手の病気について正しい知識を得て、しびれや痛みの対策にお役立ていただけますと幸いです。

手外科専門医
**菊地　淑人**

## もくじ

はじめに　2

## プロローグ　手のしびれ、変形、痛みQ&A

Q1 手の指がしびれるのはどんな病気が考えられますか？　10
Q2 手根管症候群《しゅこんかんしょうこうぐん》の特徴的な症状は何ですか？　11
Q3 手の小指がしびれるのですがどんな病気が考えられますか？　12
Q4 頚椎椎間板《けいついついかんばん》ヘルニアはどんな人がなりやすいのですか？　13
Q5 祖母と母が指の変形性関節症なのですが…　14
Q6 変形性関節症と関節リウマチの違いは何ですか？　15
Q7 手指の関節が腫《は》れて痛むのですが…　16
Q8 ブシャール結節の特徴的な症状は何ですか？　17
Q9 母指CM関節症の特徴的な症状は何ですか？　18
Q10 指の曲げ伸ばしの際に不自然な音がするのですが…　19
Q11 親指をスムーズに伸ばしたり広げたりするのが困難です…　20

## PART 1 手のしびれを起こす疾患

神経が障害されるとしびれとして現れる 22
手のしびれは頚神経がかかわっている 24
手指はこのような構造になっている 26
手根管症候群① 正中神経が圧迫されて発症する病気 28
② 親指・人差し指・中指・薬指の内側がしびれる 30
③ 手根管症候群を診断する2つの検査 32
④ 保存療法では手首をサポーターで固定する 34
⑤ 日常生活の注意点とリハビリテーション 36
正中神経麻痺 親指から薬指の手のひらにしびれが出る 38
肘部管症候群① 小指と薬指の外側にしびれが出る 40
② 尺骨神経の障害をみる検査で診断する 42
③ 薬による治療のほか手術を行う場合もある 44
尺骨神経麻痺 指先がしびれて細かな動作が難しくなる 46

橈骨神経麻痺（下垂手）① 橈骨神経が圧迫されて手首が上がらなくなる 48
② 患部を固定してビタミン剤などを内服する 50
胸郭出口症候群① 腕を上げると肩から手指にかけてしびれる 52
② 症状が軽い場合は運動などの理学療法を行う 54
頸椎症（頸椎症性神経根症）① 神経の枝が圧迫される頸椎症 56
② 治療は装具の装着、薬の服用が基本 58
頸椎症（頸椎症性脊髄症＝頸髄症） 頸椎で脊髄全体が圧迫される頸椎症 60
頸椎椎間板ヘルニア 椎間板が脊髄や神経を圧迫して起こる 62
頸椎後縦靭帯骨化症 首や肩、上肢に痛みやしびれが出る 64
その他のしびれ 内科的疾患による手のしびれ 66

## PART 2 痛み、変形を伴う手の疾患

変形性関節症① 変形性関節症は全身の関節に生じる病気 68
② 手指に起こる変形性関節症 70

③手の変形性関節症はどこに起こるか 72
④変形性関節症と関節リウマチとの違い 74

関節リウマチ①リウマチは自分自身を攻撃する免疫異常の病気 76
②手指のＰＩＰ・ＭＰ関節に症状が出る 78
③治療は薬物療法と理学療法が基本になる 80

ヘバーデン結節①指のＤＩＰ関節が腫れて変形する 82
②ヘバーデン結節はこのように進行する 84
③こぶや水ぶくれなどの症状も現れる 86
④中高年の女性に多いのはなぜ？ 88
⑤問診で痛みの程度を聞き触診でチェックする 90
⑥Ｘ線で患部の状態を観察する 92
⑦治療は保存療法と手術療法の2パターン 94
⑧投薬・注射による治療 96
⑨局所のテーピング・装具による局所の固定 100
⑩手術療法の種類 102

⑪ヘバーデン結節には2つのタイプがある 104
⑫不便な日常生活を解消する方法 105
ブシャール結節① 手指のPIP関節に発症する変形性関節症 110
② 手指のPIP関節を固定して安静にする 112
母指CM関節症① 親指の付け根の関節に発症する 114
② 指の酷使、加齢による老化が主な原因 116
③ テーピングや装具による固定、薬物療法が基本 118
その他の手の変形性関節症 変形性手関節症・遠位橈尺関節変形性関節症 120
変形性肘関節症① ひじを動かしたときに痛みを生じる 124
② レントゲン検査などでひじの状態を確認する 126

## PART 3 痛みなどを伴うその他の手の疾患

ばね指(弾発指)① 腱鞘に炎症が起きて指がはねる 130
② 加齢、ホルモンの変調、過度の手の使用が誘因 132

ドケルバン病（狭窄性腱鞘炎）① 親指を広げる、伸ばす動きに支障が出る 134
② 患部を固定し、湿布や薬で対処する 136
ガングリオン① 手首周辺の甲側に良性のこぶができる 138
② 痛みが強いガングリオンは治療が必要 140
キーンベック病（月状骨軟化症） 手首の痛みや腫れ、握力低下がみられる 142
TFCC（三角線維軟骨複合体）損傷 手首をひねったときに痛む手関節の損傷 144
マレット変形 突き指などにより手指のDIP関節が伸びなくなる 146
デュピュイトラン拘縮 指の関節の一部が曲がって伸びなくなる 148
外傷による靭帯・腱の損傷 母指MP関節靭帯損傷・屈筋腱損傷 150
用語集 154

# Q1 手の指がしびれるのは どんな病気が考えられますか?

## A 脳血管障害、頸椎《けいつい》の障害、手根管症候群《しゅこんかんしょうこうぐん》、肘部管症候群《ちゅうぶかん》、糖尿病などさまざまです。

日常でよく起こる手のしびれは、末梢神経《まっしょうしんけい》や中枢神経《ちゅうすうしんけい》の障害によるものです。末梢神経が圧迫されることで起こるのが手根管症候群や肘部管症候群です。そのほか、糖尿病などの内科的疾患も末梢神経の障害によるしびれを伴う病気の原因になります。

脳梗塞《のうこうそく》や脳出血などの脳血管障害による手のしびれは片側に起こることが多く、緊急の措置が必要になる怖い病気です。中枢神経の障害によるしびれとしては、頸椎での神経の圧迫が多いのですが、とくに両側に起こる場合、頸椎での脊《せき》髄《ずい》の圧迫、糖尿病などを原因として疑います。

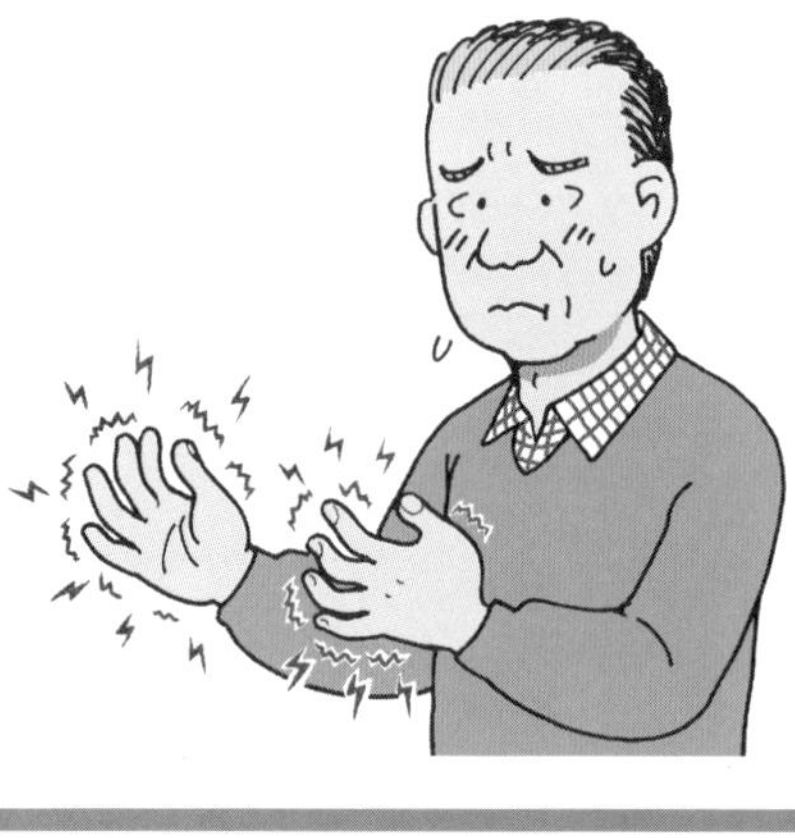

# Q2 手根管症候群《しゅこんかんしょうこうぐん》の特徴的な症状は何ですか?

## A 手のひら側の指の内側にしびれが出ます。

手根管症候群は、手首のところで正中神経《せいちゅうしんけい》が圧迫されることで起こる病気です。手首への過度な負担や手首を長い時間曲げたり反らしたりすることで正中神経が圧迫されると、ジンジンするしびれや痛みが出ます。朝起きたときにしびれや痛みがあるのが特徴です。

しびれが起こる部位は、親指、人差し指、中指、薬指(内側半分)の手のひら側です。進行すると親指の筋肉がやせて、物をつかむ、つまむ動作に支障をきたします。

とくに朝方のしびれ、痛みで目が覚める場合は、手根管症候群を強く疑います。

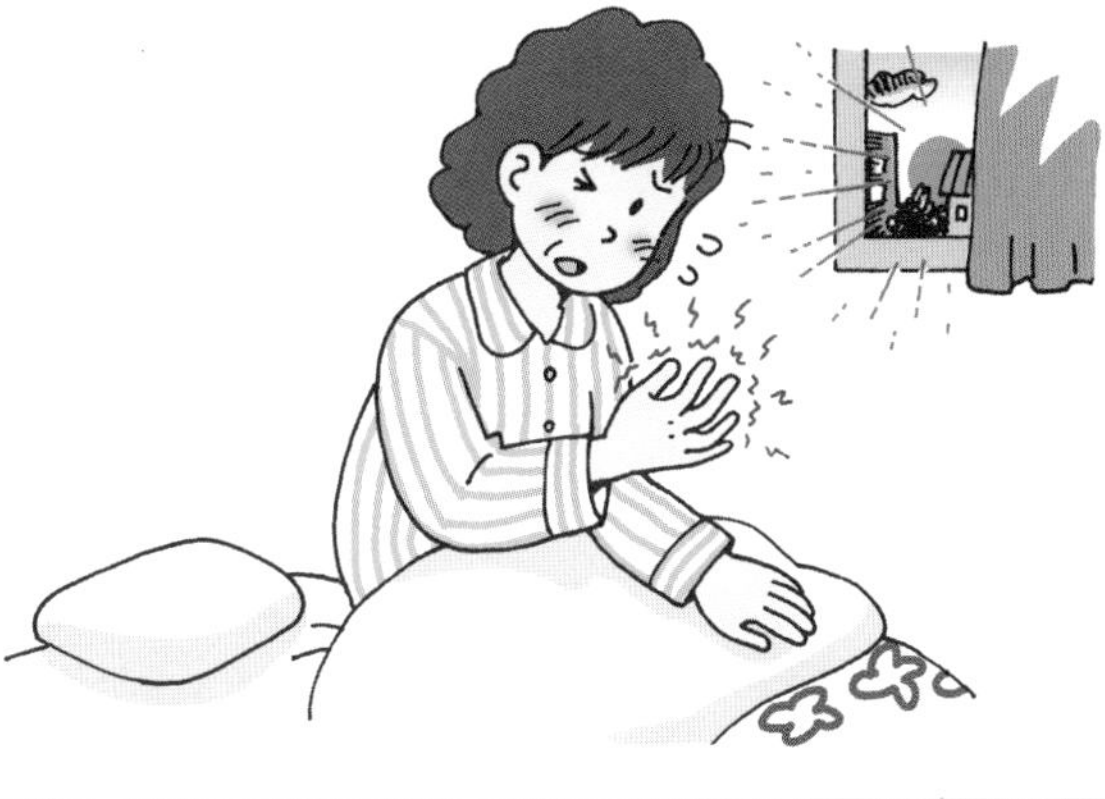

# Q3 手の小指がしびれるのですがどんな病気が考えられますか？

## A まず考えられるは肘部管症候群《ちゅうぶかんしょうこうぐん》です。

肘部管症候群は、ひじの内側にある尺骨神経《しゃっこつしんけい》に障害が起こる病気で、小指と薬指の小指側にしびれが出て、進行すると指先の細かい動作ができなくなります。

尺骨神経はひじの内側にある肘部管というトンネルを通っており、ひじを曲げているとしびれなどの症状が強くなります。ひじをよく使う肉体労働者、ひじのけがをしたことがある人、テニスや野球の選手などが発症しやすくなります。

進行すると、手の筋肉がやせてきて小指と薬指が変形したり、つまむなどの細かい動作ができなくなることがあります。

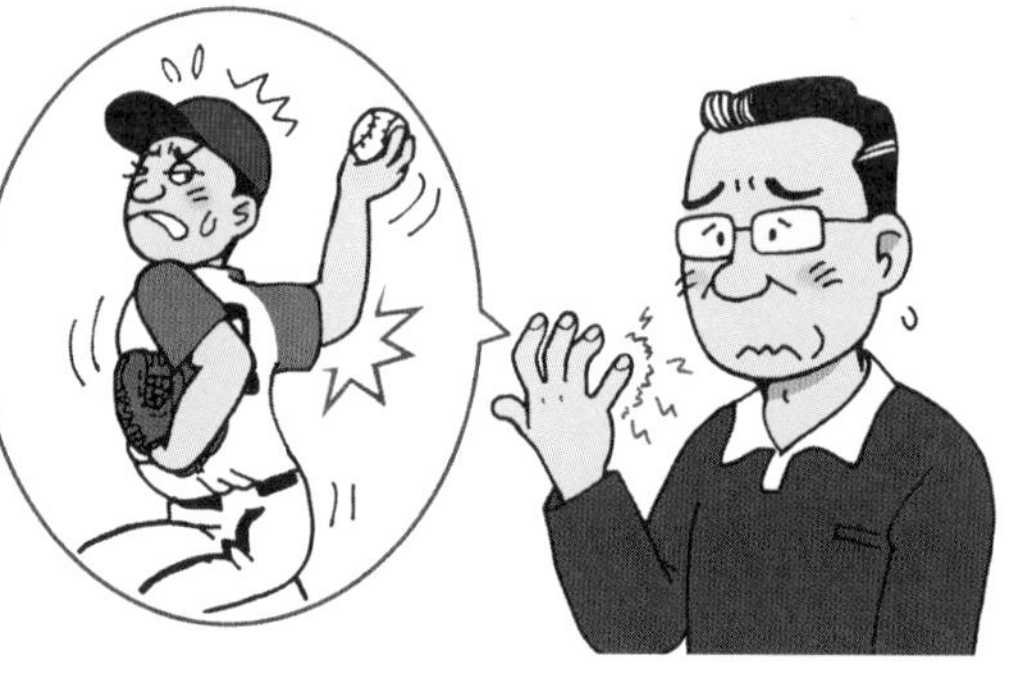

# Q4 頸椎椎間板《けいついついかんばん》ヘルニアはどんな人がなりやすいのですか？

## A 首や肩に負担がかかる作業をしている人がなりやすくなります。

頸椎椎間板ヘルニアは、首への過度な負担や加齢などにより椎間板が後ろに出っ張り、脊髄《せきずい》や首から出る神経を圧迫することによって発症します。

姿勢の悪い人、重い物を持つ職業の人、スポーツ選手やその愛好家などの30～50代の人に多くみられます。

この病気は、脊髄全体が圧迫されて両手がしびれるタイプと、脊髄から出た神経が圧迫され片側の腕や手がしびれるタイプがあります。脊髄全体が圧迫されると、ボタンがかけにくい、箸が持てない、本のページがめくりにくいなど、手先の細かい作業が難しくなり、また、歩行が不自由になる、尿や便が出にくくなるなどの症状が出ることもあります。

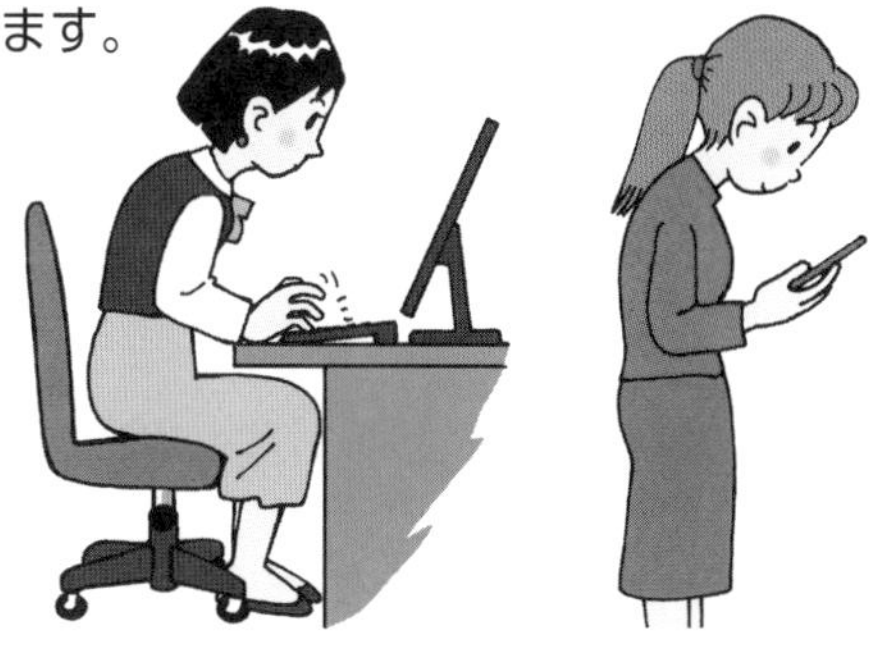

# Q5 祖母と母が指の変形性関節症なのですが…

## A 指の変形性関節症は体質（家族性）が関与している可能性があります。

指の変形性関節症の原因としては、指先の酷使《こくし》、女性ホルモンの影響、加齢などが挙げられ、現在、女性ホルモンの関与を中心に研究が進められています。

遺伝についてはその根拠が乏しく、現在、はっきりしたことはわかっていません。ただし、祖父母や親など家族に手の変形性関節症の人がいると発症することも少なくないことから、なりやすい体質（家族性）を受け継ぐことはあるかもしれないとみられています。

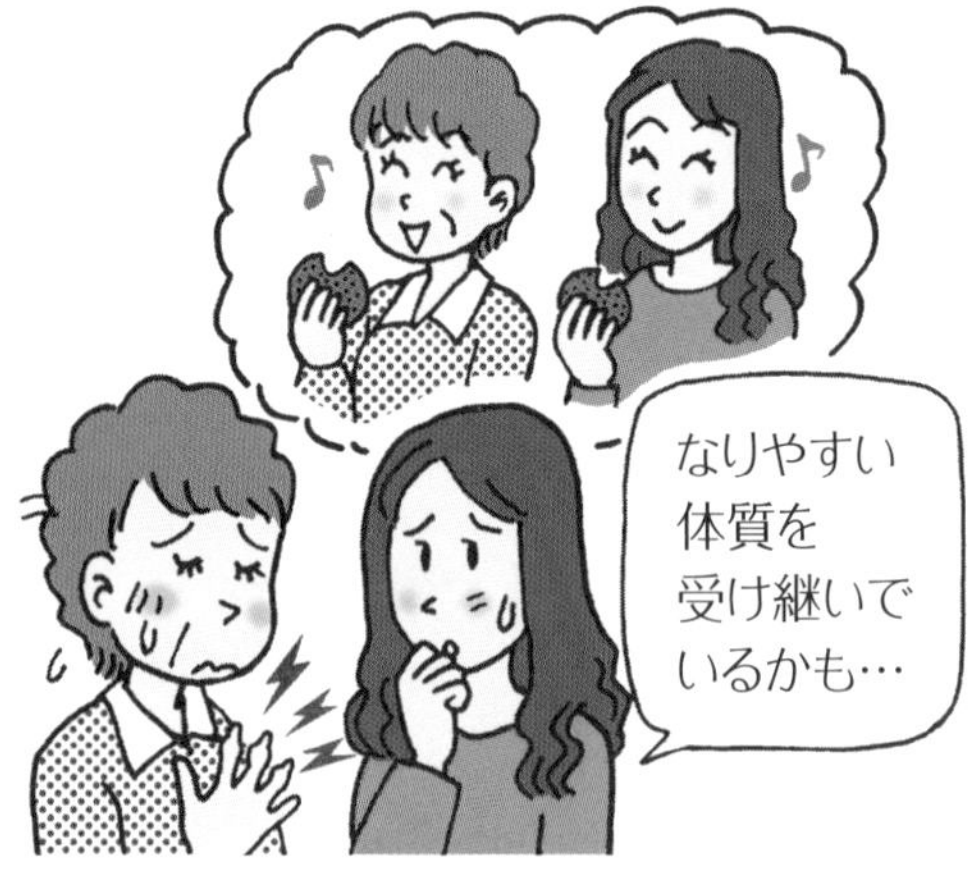

# Q6 変形性関節症と関節リウマチの違いは何ですか？

## A 関節リウマチは全身の関節に左右対象に症状が出ます。

関節リウマチは自己免疫《めんえき》性疾患で関節炎により関節の破壊を起こす病気です。一方、ヘバーデン結節などは変形性関節症の一つで、まったく異なる病気です。

その違いは症状が出る部位です。ヘバーデン結節は手指のDIP関節（第一関節）、ブシャール結節はPIP関節（第二関節）、母指CM関節症はCM関節（親指の付け根の関節）に痛みなどの症状がみられますが、関節リウマチの場合は、左右対称に症状がみられ、PIP関節やMP関節に症状が現れます。

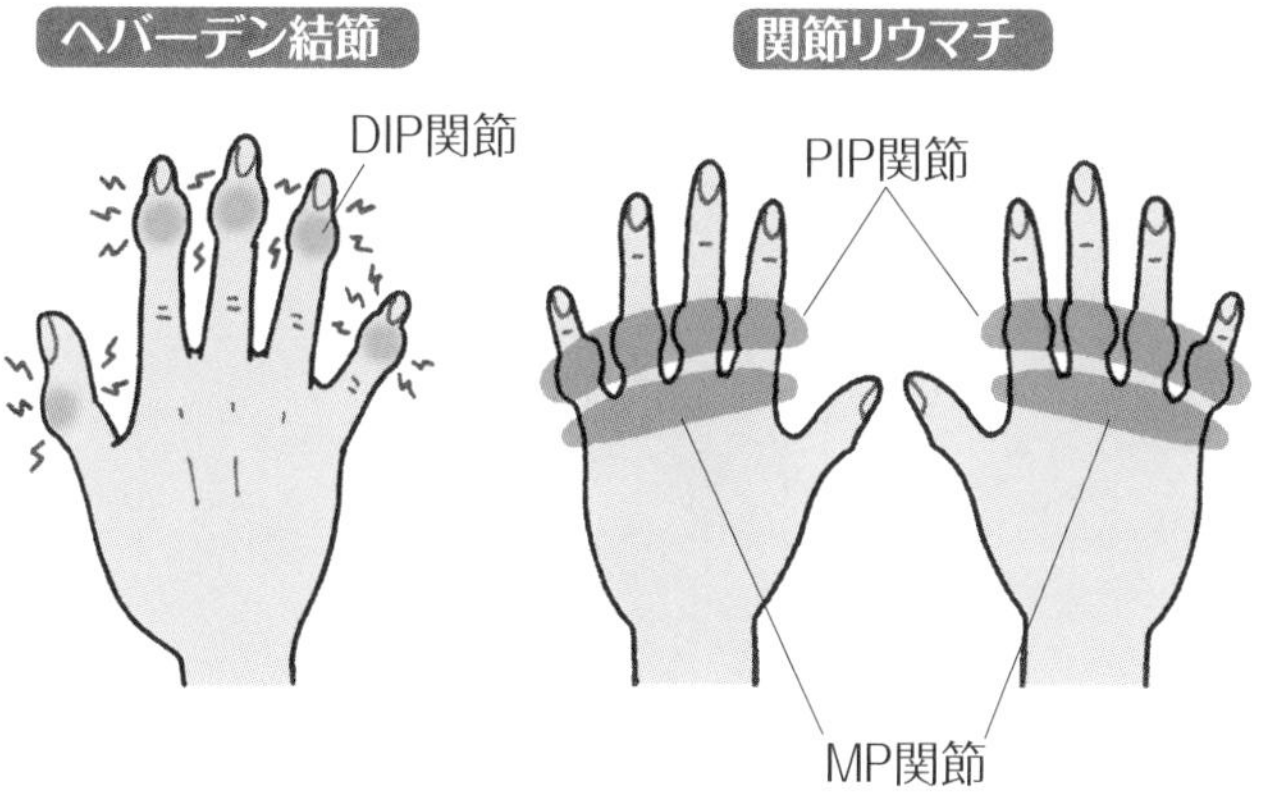

## Q7 手指の関節が腫《は》れて痛むのですが…

## A 手指のDIP関節が痛む場合は、ヘバーデン結節の可能性があります。

「薬指のDIP関節がジーンと痛むことがある」「物をつまもうとすると人差し指の関節が痛い」「小指の関節が腫れてきた」「親指の付け根が腫れて痛い」「薬指の関節が内側に変形してきた」など、手指の関節の痛みや腫れ（こぶ）、変形を訴える患者さんは少なくありません。このような症状はヘバーデン結節をはじめとする変形性関節症です。

手の変形性関節症には、手指のDIP関節が痛むヘバーデン結節、手指のPIP関節が痛むブシャール結節、親指の付け根が痛む母指CM関節症などがあります。

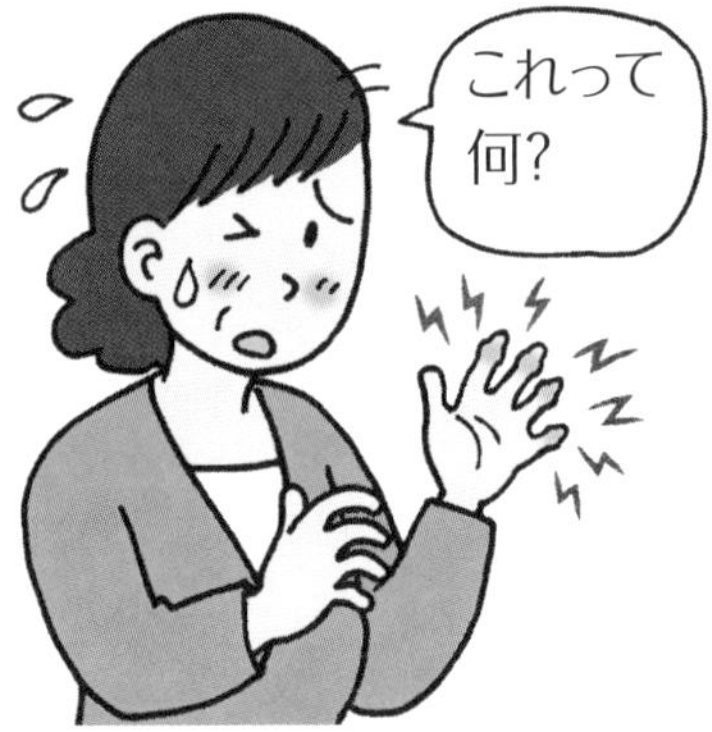

# Q8 ブシャール結節の特徴的な症状は何ですか?

## A 指のPIP関節(第二関節)の腫《は》れ、痛み、変形です。

指の関節が痛んだり、腫れたり、変形したりするのはヘバーデン結節と同じですが、ブシャール結節は指のPIP関節に症状が現れます。物を握ろうとするとPIP関節に痛みを感じたり、握れなかったりして日常生活に支障をきたします。ブシャール結節は、ヘバーデン結節と同様に手に起こる変形性関節症の一つです。

そのほか、指のPIP関節が痛む疾患には、関節リウマチ、靭帯《じんたい》損傷、骨折や脱臼《だっきゅう》などのけが(外傷)によるものなどもあります。

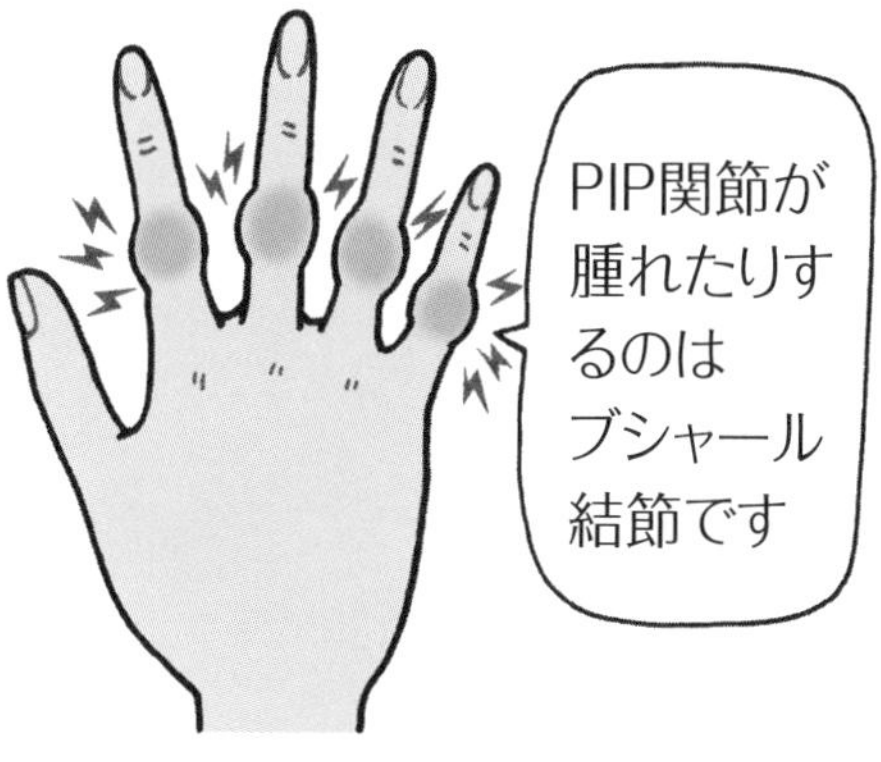
PIP関節が腫れたりするのはブシャール結節です

# Q9 母指CM関節症の特徴的な症状は何ですか？

## A 親指に力を入れる動作をすると手首に近い部位が痛みます。

親指の付け根の関節（母指ＣＭ関節）に痛み、腫《は》れが生じます。物をつまむ、つかむ、びんの蓋を開けるなど親指に力を入れる動作をすると痛みが出ます。

母指ＣＭ関節症も、ヘバーデン結節やブシャール結節と同様に、手に起こる変形性関節症の一つです。

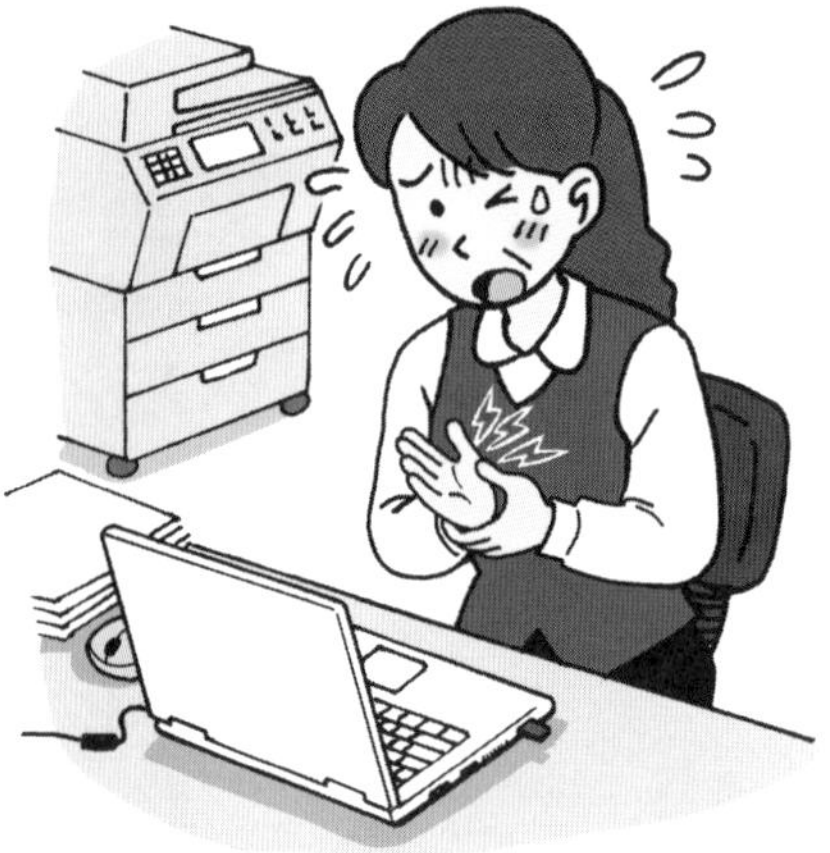

# Q10 指の曲げ伸ばしの際に不自然な音がするのですが…

## A 「カクッ」という音がするときはばね指のおそれがあります。

ばね指は腱鞘炎《けんしょうえん》が進行して、指が引っかかる状態になる病気です。腱鞘炎は、指を曲げる腱と腱鞘の間に炎症が起こるものです。

ばね指になると、指の曲げ伸ばしのたびに「カクッ」という不自然な音を発し、指の付け根を押すと、腱鞘部分に痛みや腫《は》れを伴う場合もあります。朝起きたときに症状が強く出るのも特徴です。

更年期以降の女性や妊娠中の女性、手をよく使う人、重い物を持つ作業に従事している人に多くみられます。

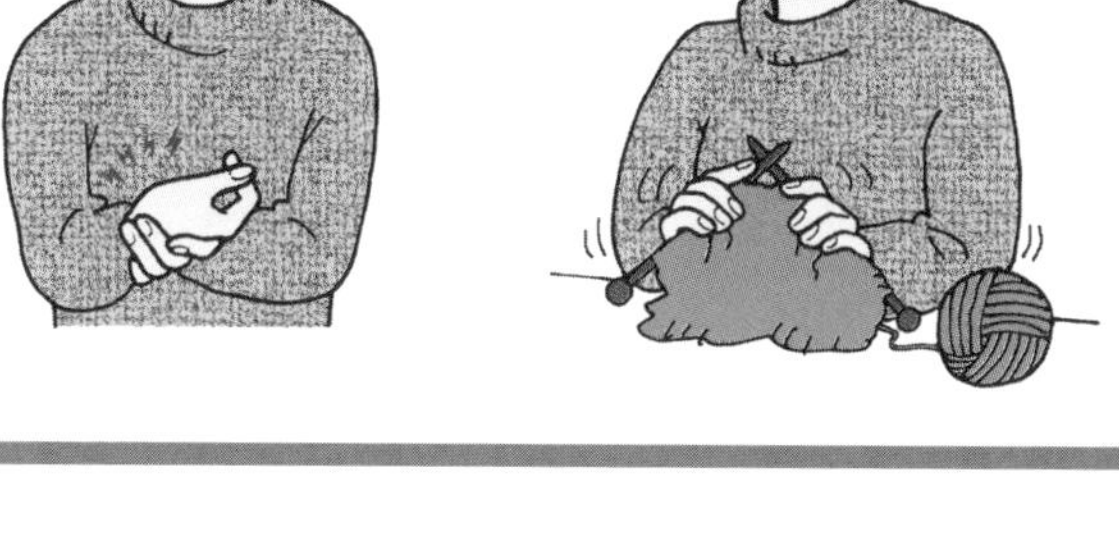

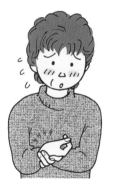

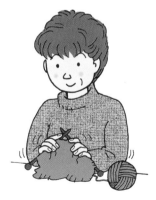

# Q11 親指をスムーズに伸ばしたり広げたりするのが困難です…

## A 手首の付け根の腱鞘《けんしょう》周辺に炎症が起こるドケルバン病のおそれがあります。

手首の親指側に親指を伸ばしたり広げたりする腱があり、その腱が通る腱鞘に炎症が起こるのがドケルバン病です。腱鞘炎の一種で、この病気を報告した医師の名前が病名の由来です。

腱鞘に炎症が起こると、親指を伸ばしたり、広げたりする動きに不具合が起こるとともに、手首の親指側に腫《は》れや痛みが出ます。

更年期以降の女性、手仕事の多い職業の人、妊娠中や産後の女性に多くみられます。

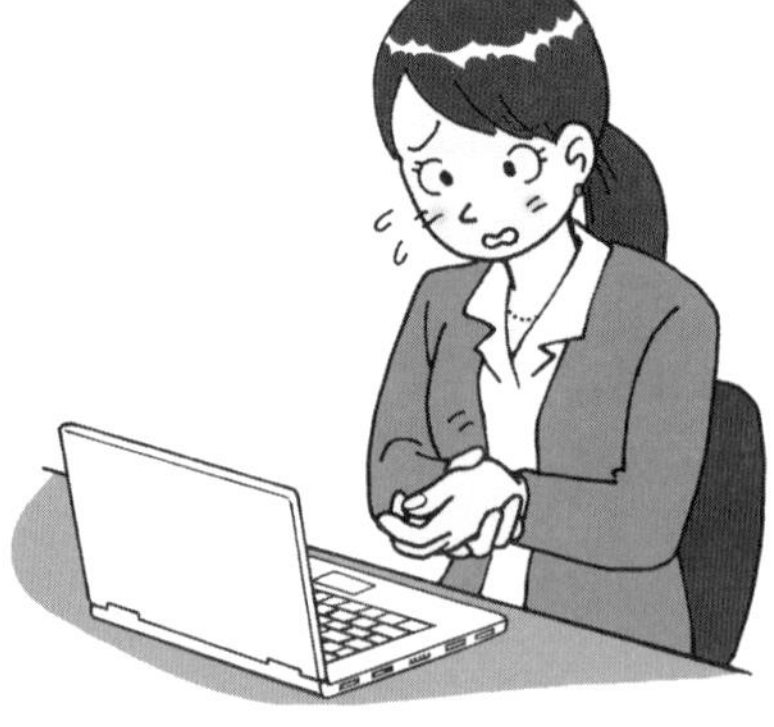

# PART 1
# 手のしびれを起こす疾患

# 神経が障害されるとしびれとして現れる

## 手の末梢神経の障害によるしびれは日常でよく起こる

しびれは、**神経の通り道のどこかに障害が起こる**と出現します。脳梗塞《こうそく》や脳出血、くも膜下出血などの**脳血管障害によるしびれ**は、通常、急に出現し、片側性の症状であることが特徴です。また、顔面にしびれが出ることもあり、手と同じ側の足にしびれを伴うこともあります。顔と片側の手がしびれる場合は、脳血管障害の可能性があるので注意が必要です。

首の病気では、**頸椎《けいつい》で神経が圧迫されることによりしびれ**が出ます。頸椎を通っている脊髄《せきずい》全体が圧迫される場合は、両側にしびれが出ることがあります。脊髄から出た神経の枝が圧迫された場合は、片側の手指にしびれが出て、痛みを伴うこともあります。

そのほかに、**手足の末梢神経《まっしょうしんけい》の障害によるしびれ**があります。末梢神経の障害によるしびれの原因は、手根管症候群《しゅこんかんしょうこうぐん》や肘部管《ちゅうぶかん》症候群などの神経の圧迫に伴うもの、糖尿病やビタミン欠乏などの代謝性疾患《たいしゃせいしっかん》に伴うもの、ギラン・バレー症候群などの免疫《めんえき》がかかわるものなど、じつにさまざまです。

## しびれはさまざまな原因で現れる

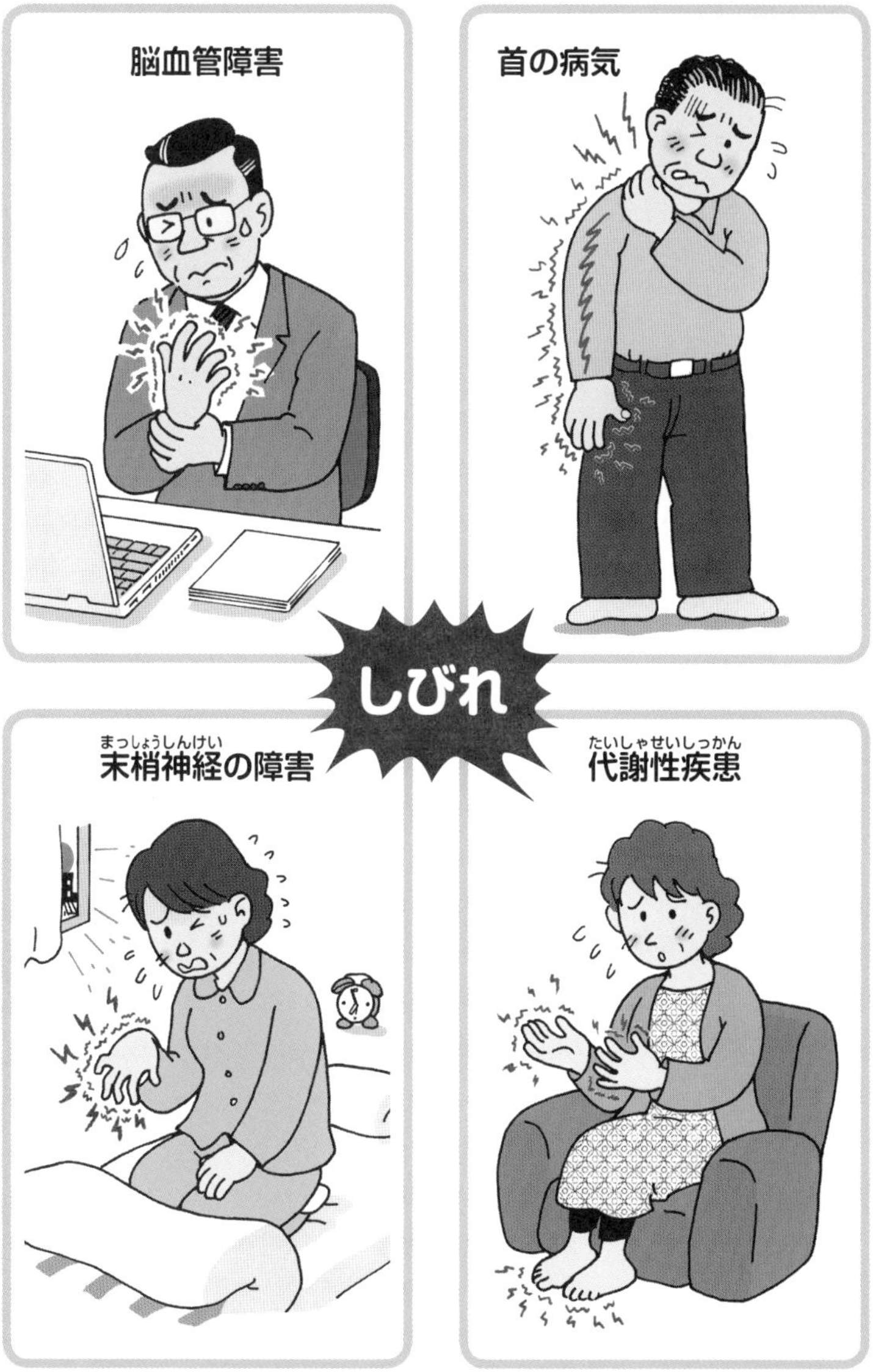
脳血管障害
首の病気
しびれ
末梢神経《まっしょうしんけい》の障害
代謝性疾患《たいしゃせいしっかん》

# 手のしびれは頚神経がかかわっている

## 頚椎から出た神経経路に異常があると手がしびれる

手の感覚は、**頚神経《けいしんけい》によって支配**されています。頚神経は、脊髄《せきずい》から出る神経のうちの頚部（首）の8つをいいます。

頭を支える頚椎《けいつい》は7つの骨で形成されており、その頚椎から出た神経は鎖骨の下、わきの下を通り、正中《せいちゅう》神経、尺骨《しゃっこつ》神経、橈骨《とうこつ》神経などに分かれて手の先まで延びています。この**神経経路のどこかに異常があると手のしびれとして現れる**のです。

手がしびれる場所は、圧迫される神経によって変わってきます。8つの頚神経のうち、たとえば第6頚神経が圧迫されると手の親指と人差し指が、第7頚神経が圧迫されると中指が、第8頚神経が圧迫されると薬指と小指がしびれてきます。

また、正中神経が圧迫されると手のひら側の親指から薬指の内側半分が、尺骨神経が圧迫されると薬指の外側半分と小指が、橈骨神経が圧迫されると手の甲の親指側と人差し指がしびれてきます。神経は手の動きをつかさどる筋肉も支配しており、しびれと同時に運動機能の低下を伴うこともよくあります。

# 手指の動きにかかわる神経

## 8つの頸神経《けいしんけい》

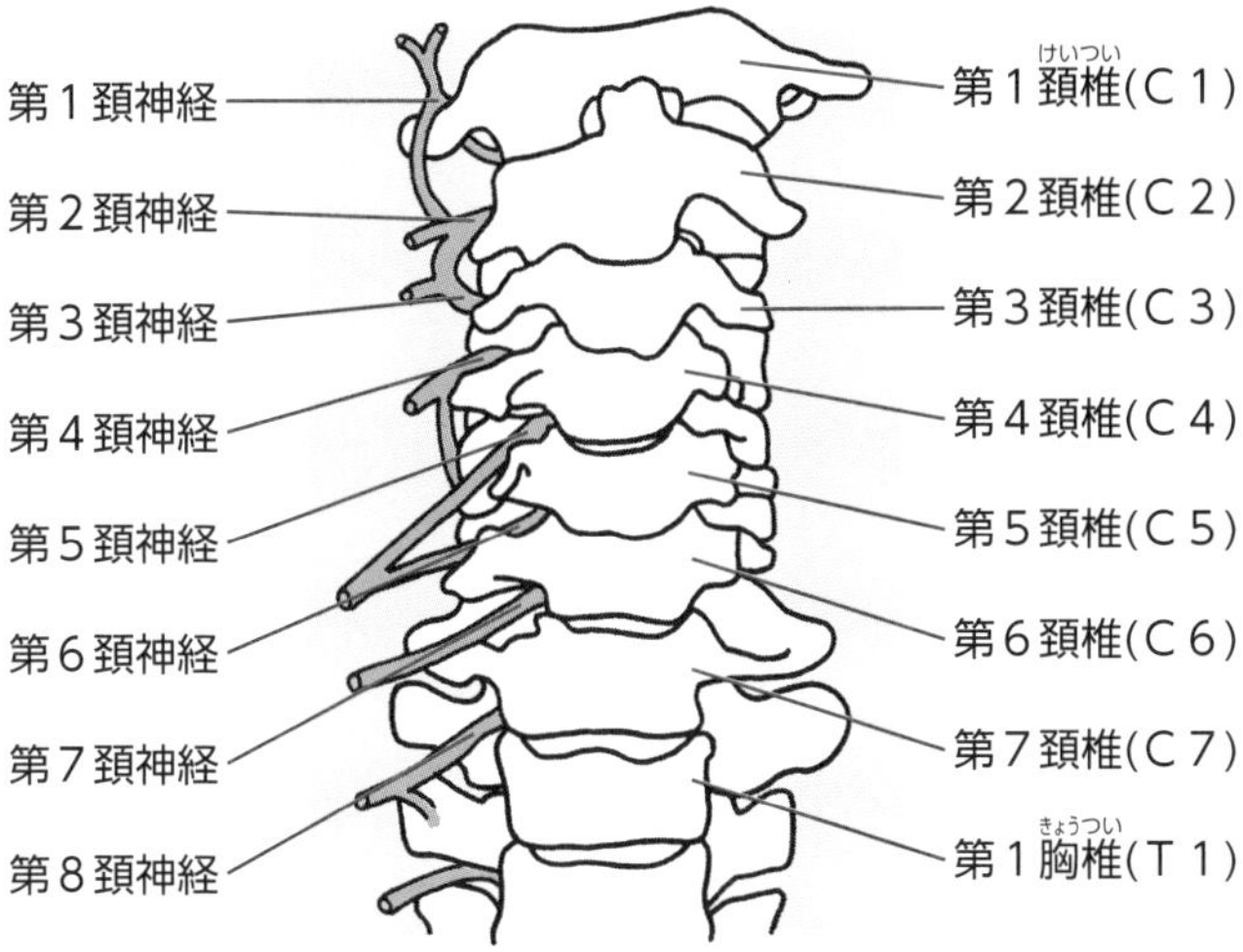


頸神経は、正中《せいちゅう》神経、橈骨《とうこつ》神経、尺骨《しゃっこつ》神経などに分かれて手の先まで延びる。

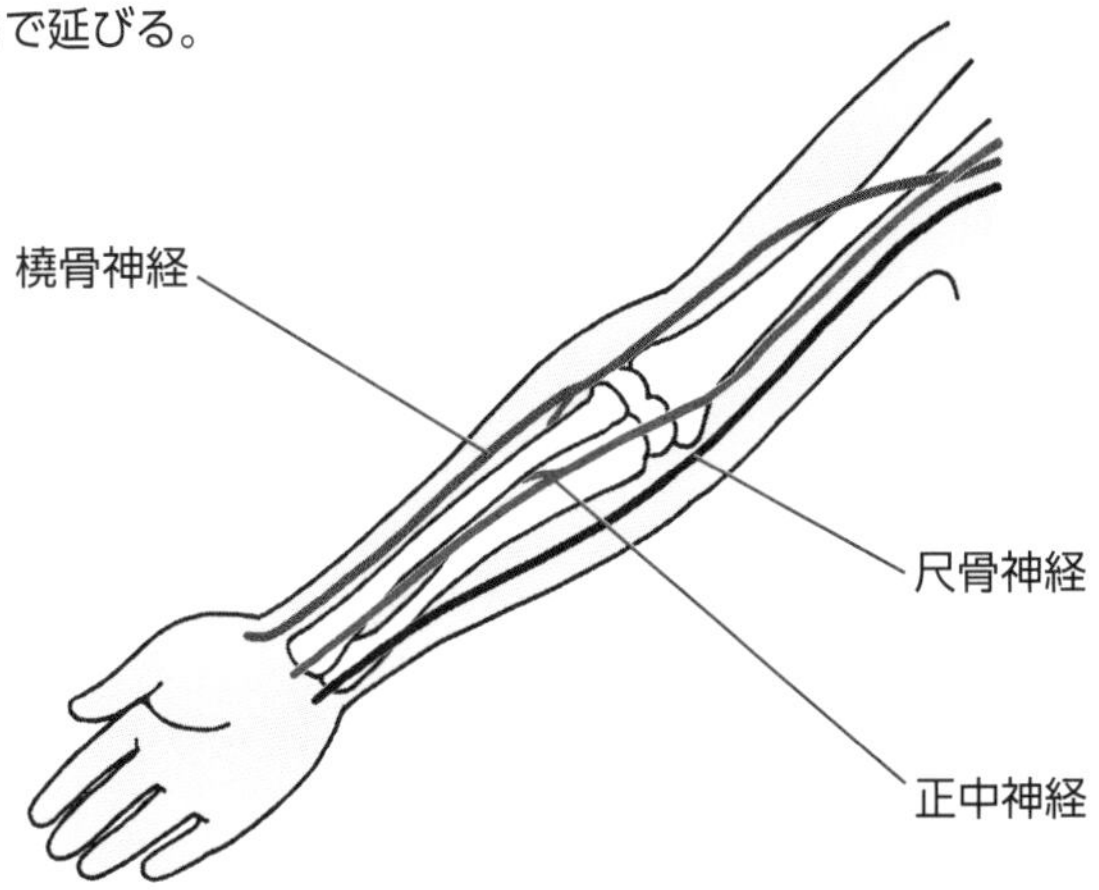

# 手指はこのような構造になっている

## 指の複雑な動きは多くの関節がかかわっている

手には多くの関節があります。**多くの関節が組み合わさって動くので、つまむ、つかむ、握るなどの細かい複雑な作業も可能になる**のです。レントゲン写真で手の構造をみると、左ページの図のようになります。

手の指の骨は、指部分の末節骨《まっせつこつ》、中節骨《ちゅうせつこつ》、基節骨《きせつこつ》、手のひら部分の中手骨《ちゅうしゅこつ》、手根骨《しゅこんこつ》からなります。関節部分は、人差し指から小指の指にはＤＩＰ関節（第一関節）、ＰＩＰ関節（第二関節）、ＭＰ関節（第三関節）があり、親指はＩＰ関節（第一関節）、ＭＰ関節（第二関節）、根元はＣＭ関節からできています。実際の診察などでは、略語であるたとえばＤＩＰ関節、ＭＰ関節、ＣＭ関節などを使用します。

関節は、関節包《かんせつほう》という伸び縮みする組織に包まれ、関節包の内側は滑膜《かつまく》で守られています。内部には滑液という潤滑油が分泌され、関節の滑らかな動きを保っています。関節の両側には側副靭帯《そくふくじんたい》があり、関節を安定させて横方向に曲がらないようにしています。

## 手指の骨・関節の構造

関節は骨と骨とをつなぐ連結部分のこと。周辺の筋肉や腱《けん》などによって動く。

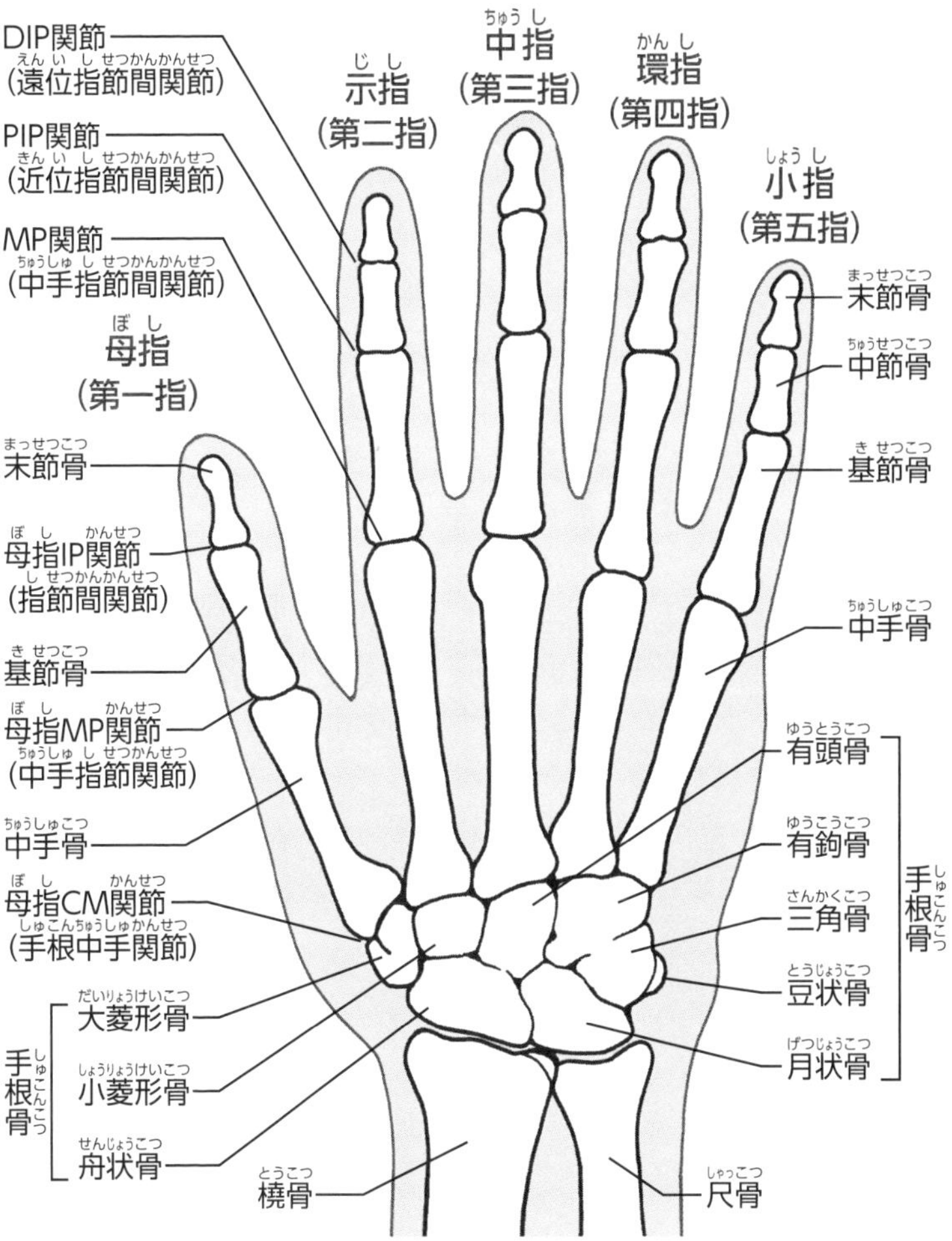

手根管症候群①

# 正中神経が圧迫されて発症する病気

## 手根管の中を通っている神経が圧迫されることで起こる

手首には手根管《しゅこんかん》というトンネル状の管があり、その中を手指の感覚と動きに重要な働きをする正中神経《せいちゅうしんけい》と手指を曲げる腱《けん》（屈筋腱《くっきんけん》）が通っています。手根管症候群は、正中神経が何らかの原因で圧迫されることによって発症する病気です。

手根管内の正中神経が圧迫される原因としては、**手首への過度の負担**が考えられます。

とくに**更年期以降の女性**に多くみられますが、若い人でも**妊娠中や出産後の女性**や、腎臓透析を受けている人、糖尿病を患っている人にもみられます。とくに更年期の女性や妊娠・出産を伴う場合は、手のむくみに伴う手のこわばりが生じ、正中神経とともに手根管を通っている屈筋腱の周囲が腫《は》れて正中神経を圧迫するため、手根管症候群が好発します。

腎臓病で長期間人工透析を受けている場合は、体内にアミロイドという物質が滞留し、これが手根管内にも蓄積して正中神経を圧迫します。また、リウマチなど炎症性の疾患がある場合は、炎症で腫れた滑膜《かつまく》に正中神経が圧迫されて手根管症候群を発症しがちです。糖尿病、妊娠は、神経が通常よりも障害されやすい状態となり発症します。

## 手根管症候群が起こるしくみ

手根管内の正中神経が圧迫されて、しびれや痛みが出る。

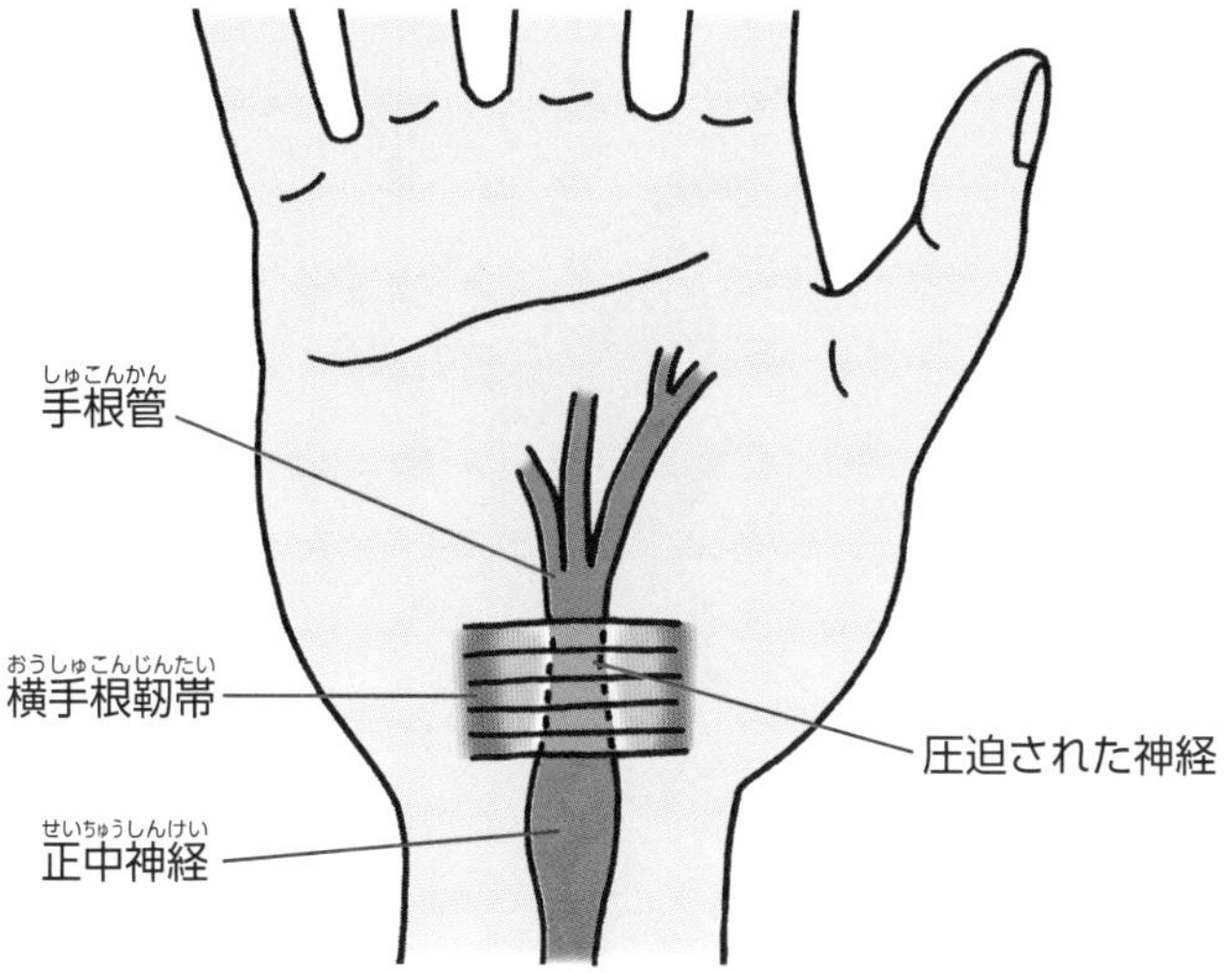


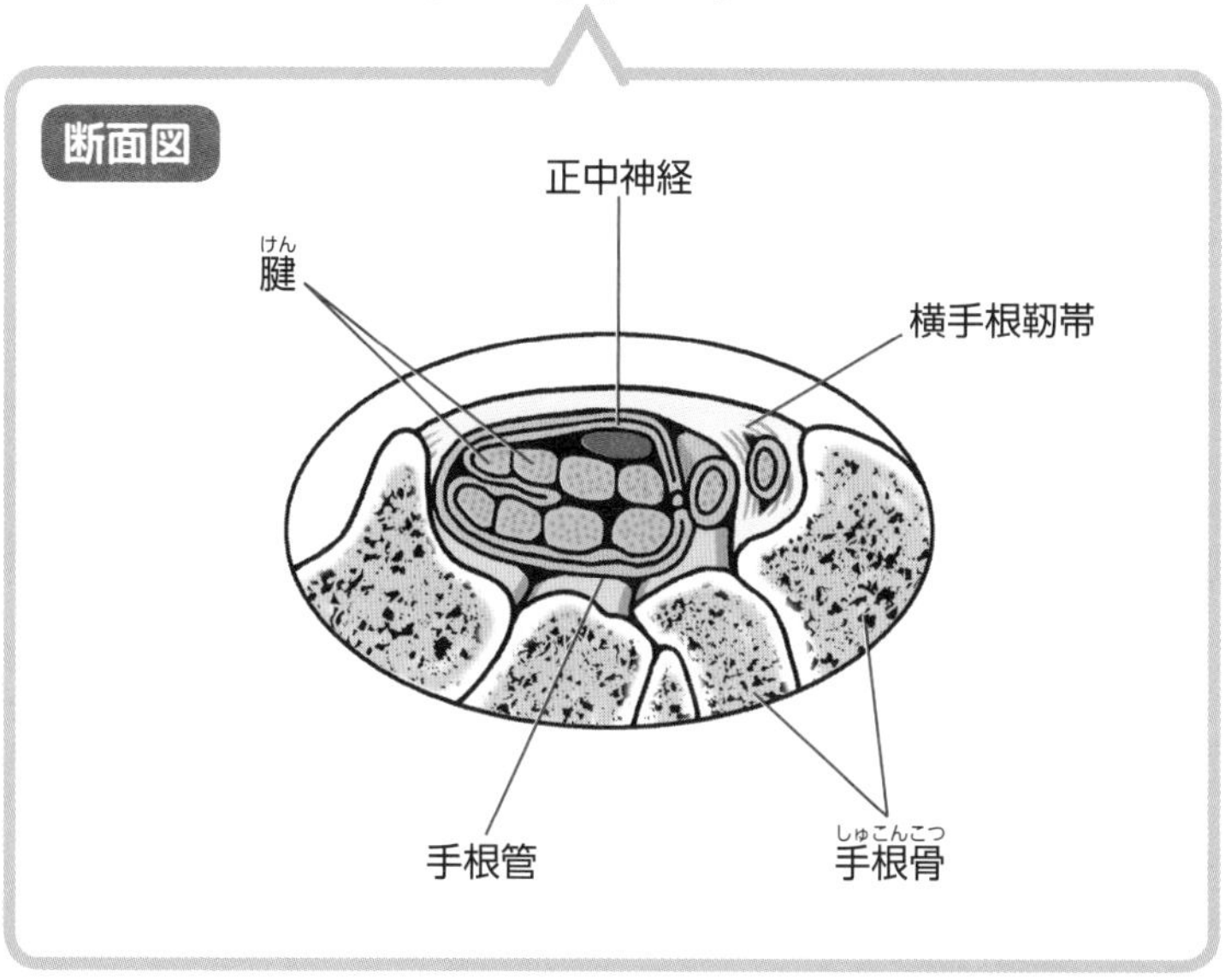

手根管症候群②

# 親指・人差し指・中指・薬指の内側がしびれる

## 物をつまむ、つかむ、握る動作が難しくなる

手根管症候群の主な症状は、手根管内を走る正中神経《せいちゅうしんけい》が圧迫されることによって起こる**指先のしびれ**です。

症状が現れる部位は、**親指・人差し指・中指・薬指内側の手のひら側で、痛みやジンジンするしびれ**が出ます。とくに、手首を曲げて寝ていると正中神経が圧迫されて痛みが生じることが多いようです。しびれが強くなると痛みとなることもあり、また感覚が麻痺《まひ》することもあります。**薬指のしびれが親指側半分のみというのが特徴**です。

進行すると、手首を曲げるだけで痛みが指先にまで響き、やがて親指の付け根の筋肉がやせてきて、**物をつまんだり、つかんだり、握ったりする動作が難しくなります**。洋服のボタンがかけられない、箸が持てない、お札を手で繰りながら数えられないなど、日常生活に支障をきたすようになります。**明け方にしびれが強くなる**ことが多く、自転車に乗っているときにしびれが出るなど、手首を曲げる、あるいは反らした状態を続けることで症状が強く出ます。**手を振ったり手を上げてグーパーを行うことで楽になる**のが特徴です。

## 手根管症候群の主な症状

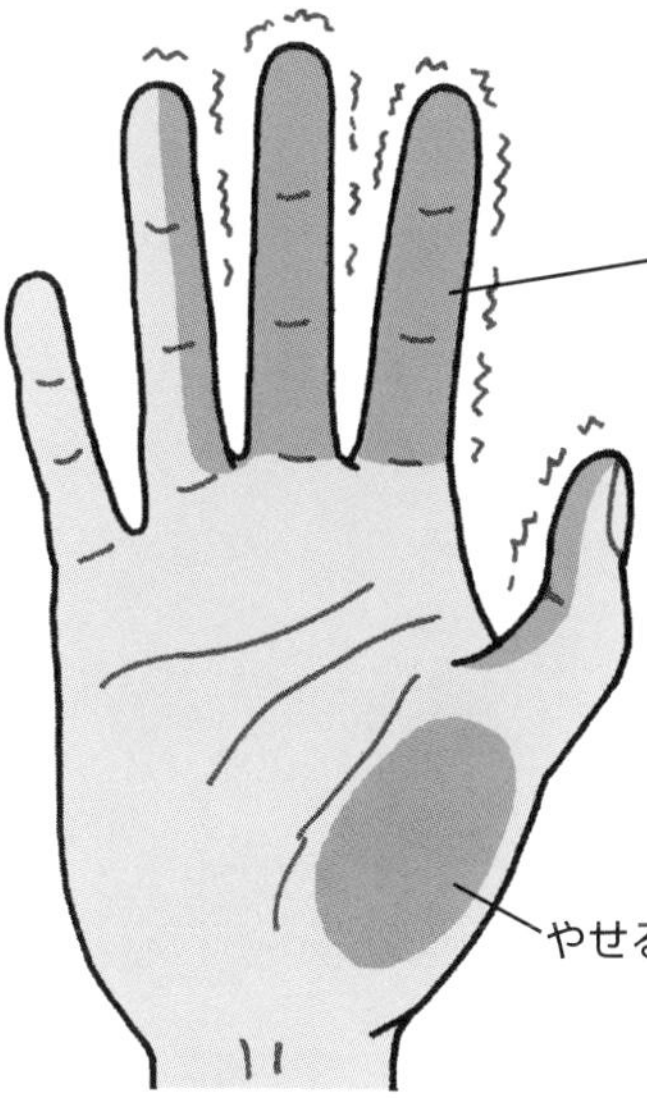


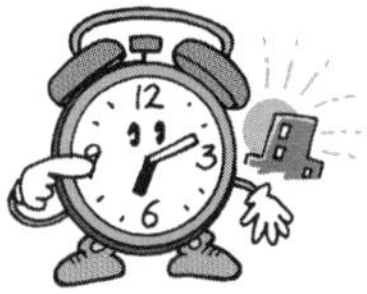
明け方にしびれや痛み
が出ることが多い。

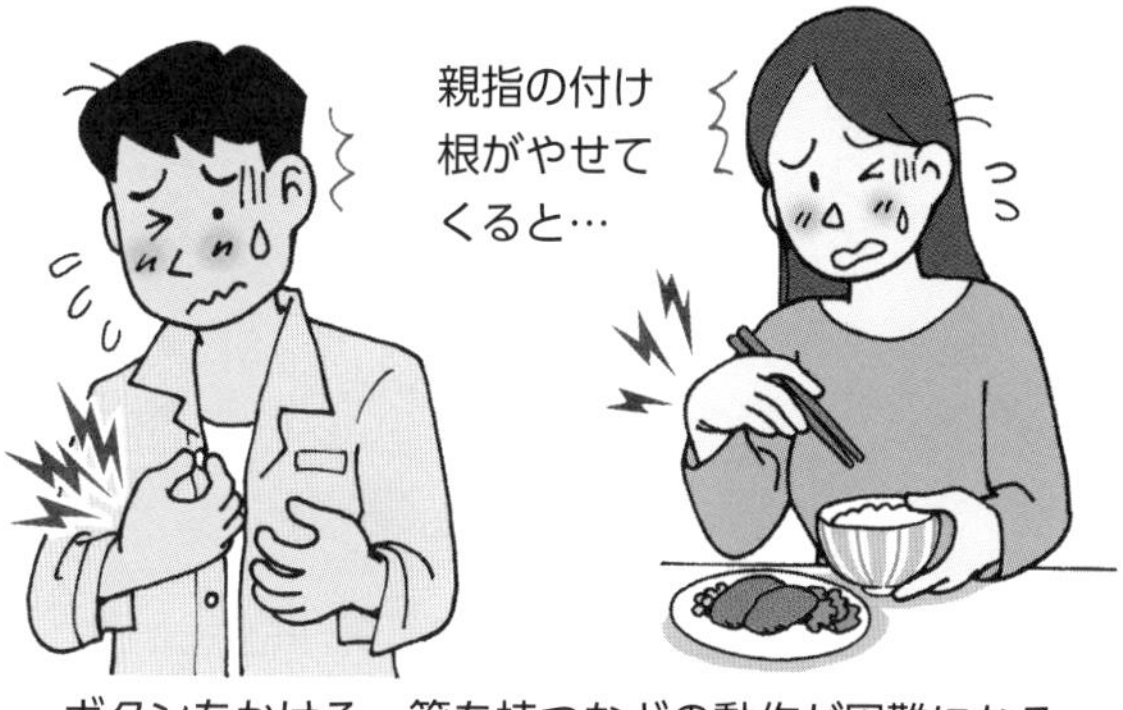
親指の付け
根がやせて
くると…

ボタンをかける、箸を持つなどの動作が困難になる。

## 手根管症候群③

# 手根管症候群を診断する2つの検査

### ティネル様サイン、ファーレンテストが行われる

手根管症候群《しゅこんかんしょうこうぐん》が疑われるときは、**ティネル様サイン**の確認や**ファーレンテスト**という検査が行われます。

ティネル様サインとは、手首の手のひら側を叩いたときに、しびれが指先に響くかどうかを確かめるものです。正中神経《せいちゅうしんけい》の支配する神経の範囲に響くようなら「ティネル様サイン陽性」となり、手根管症候群が疑われます。

ファーレンテストは、体の前で両手の甲を合わせて1分間その状態を保つ検査です。その間、しびれを感じたり、しびれが強くなったりすると、「ファーレンテスト陽性」となり、手根管症候群が疑われます。

症状が進むと、親指の付け根(母指球《ぼしきゅう》)の筋力低下や筋萎縮《きんいしゅく》をきたすので、確認します。補助検査として、電気を用いた筋電図検査を行い、手根管をはさんだ正中神経の伝導速度を測定します。手根管内での腫瘤《しゅりゅう》による圧迫が疑われるものでは、エコーやMRIなどの検査が必要になります。

# 手根管症候群の検査法

## ティネル様サイン

手首に近い手のひら側（手根管部《しゅこんかんぶ》）を叩いて、指先にしびれが響けば陽性（手根管症候群の疑い）。

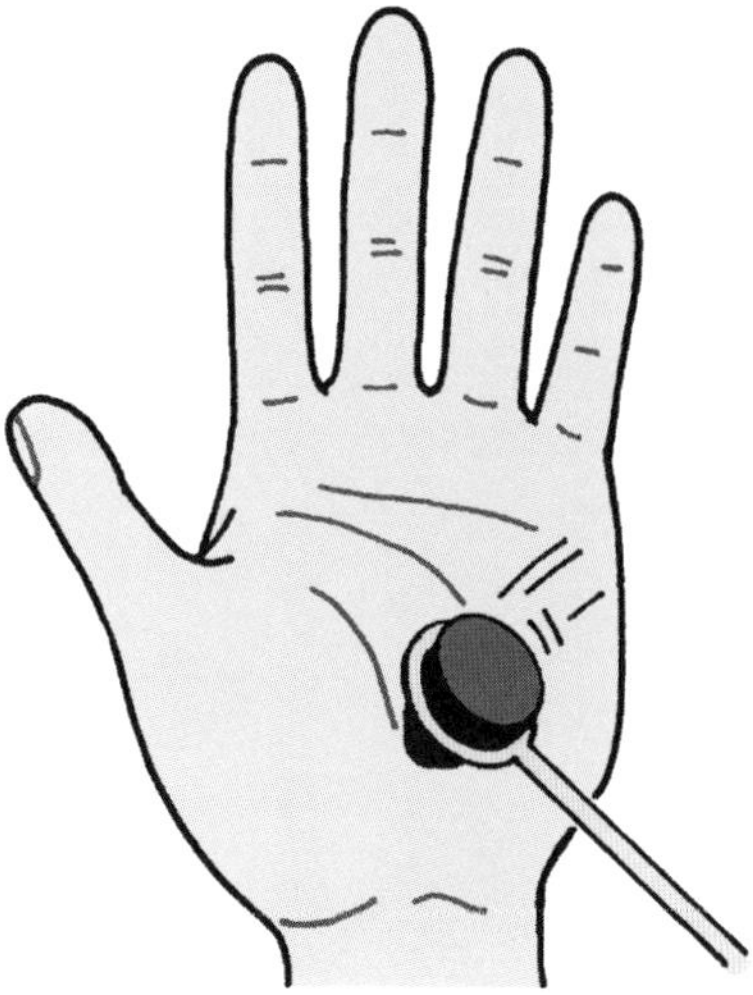

## ファーレンテスト

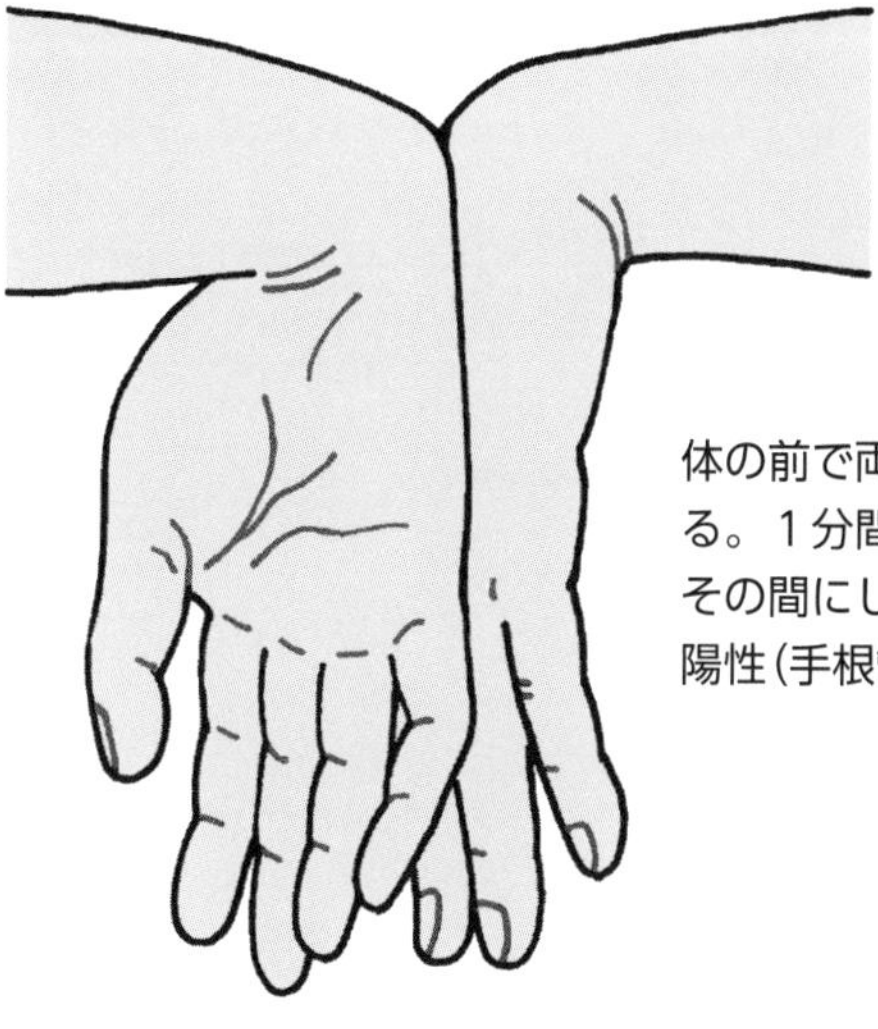

体の前で両手の甲を合わせる。１分間その状態を保ち、その間にしびれを感じたら陽性（手根管症候群の疑い）。

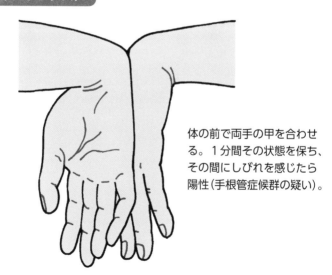

# 手根管症候群④

# 保存療法では手首をサポーターで固定する

## 保存療法で症状が改善しないときは手術を検討する

しびれや痛みが激しいときは、**手首が曲がらないようにサポーターで固定**して安静を保ち、痛みが走るような動作を制限します。とくに朝方の痛みが強い場合は、夜間のみサポーターを装着することで症状が改善する効果が期待されるため、まず最初に行います。また、ビタミン$B_{12}$やビタミンE、手のむくみを軽減させる漢方薬などの処方を行うこともあります。痛みが強い場合は、プレガバリンやミロガバリンなど神経障害性疼痛《とうつう》の治療薬も用います。

痛みが強いときは、**ステロイド薬と局所麻酔薬を手根管《しゅこんかん》内に注射**することもあります。

しびれや痛みがとれない、あるいは親指の付け根の筋肉がやせてきたなど保存的治療に抵抗する(治療に対して反応がよくない)場合は、手術を検討します。手術は、直視下手根管開放術と内視鏡による手根管開放術があります。いずれも、圧迫の原因となっている横手根靭帯《おうしゅこんじんたい》を切って圧迫をとり除くものです。局所麻酔による手術が可能で、入院が不要なことも多いです。術後の成績は良好で、痛みはかなり改善しますが、しびれや筋肉の萎縮《いしゅく》は回復に時間を要することもあります。

## 手根管症候群の治療法

**保存療法** 手首が曲がらないようにサポーターで固定する。

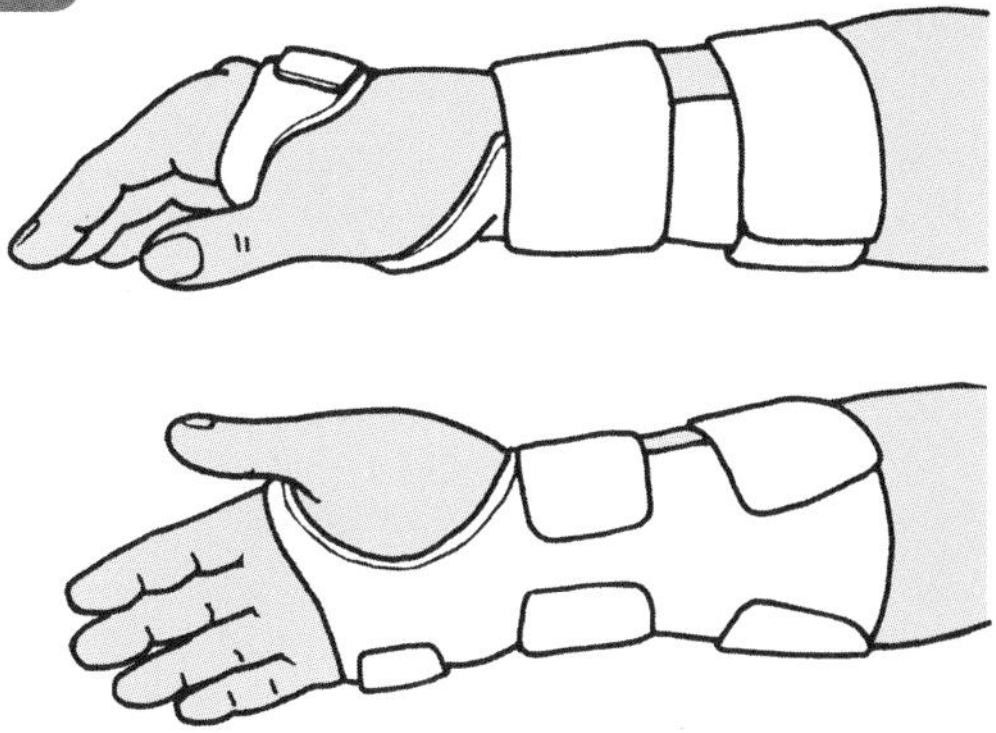

改善されない場合

保存的治療に抵抗する場合

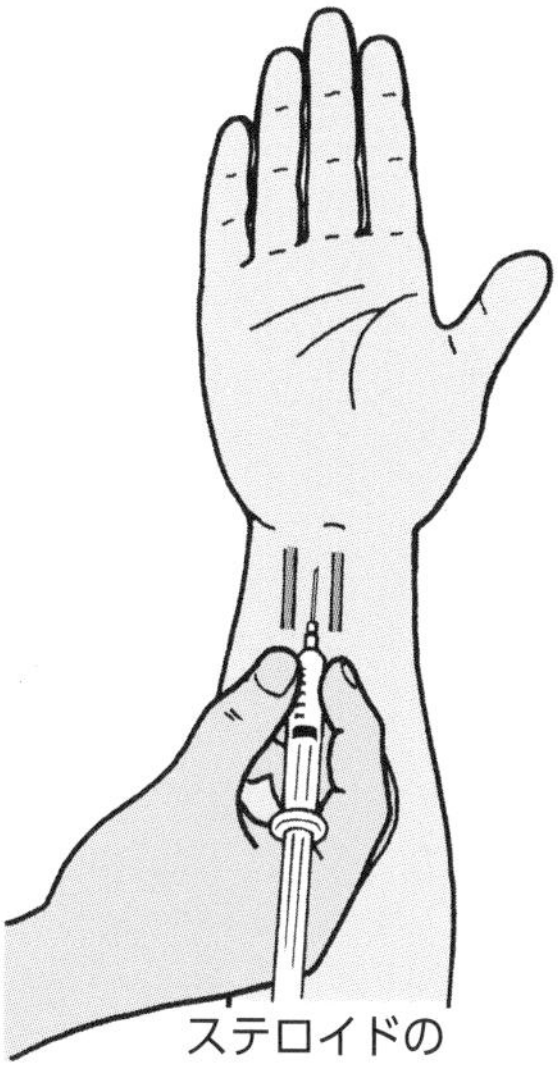

ステロイドの注射をする。

**手術療法** 内視鏡による手術、または直視下手根管開放術を行う。

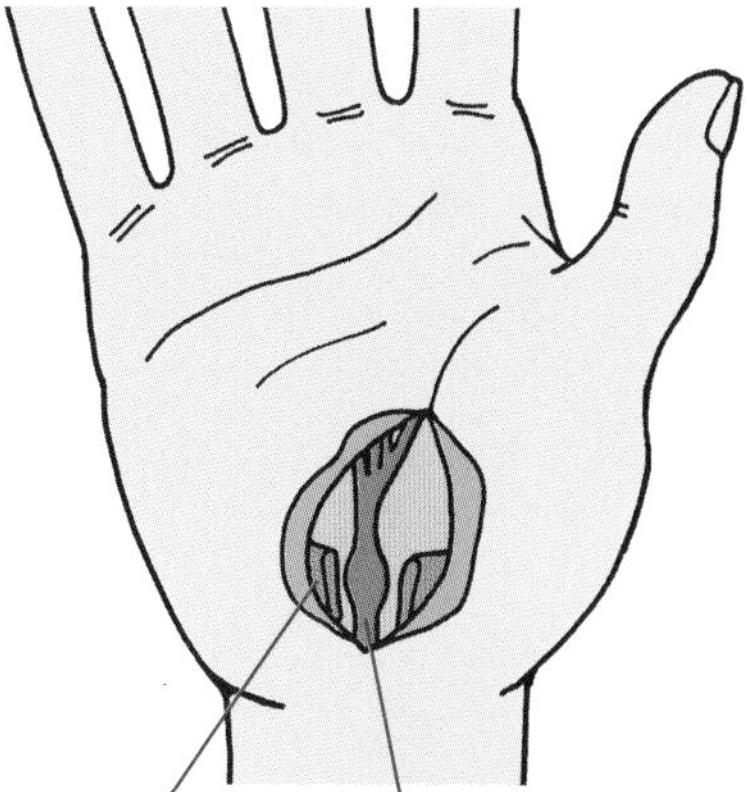

横手根靭帯《おうしゅこんじんたい》

圧迫されていた正中神経《せいちゅうしんけい》

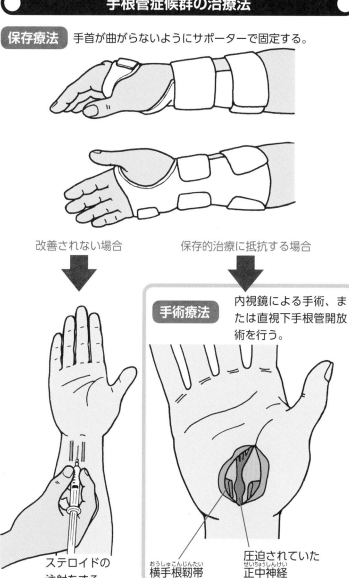

## 手根管症候群⑤

# 日常生活の注意点とリハビリテーション

手の負担をできるだけ軽減する生活を心がけることが大切

## 日常生活で注意すること

### 日常動作は手首を曲げずに伸ばして行う

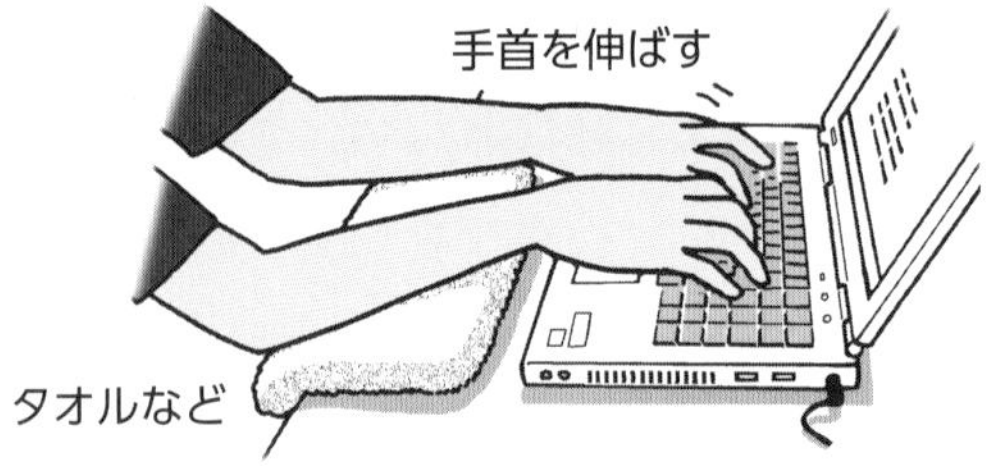


パソコン作業は腕の下にタオルなどを置く。

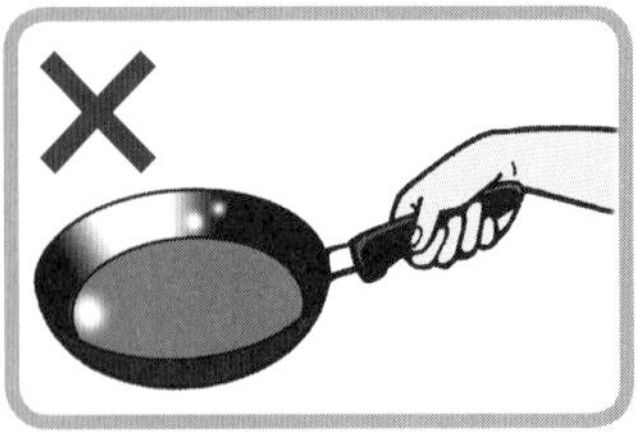

調理のとき、フライパンや鍋は両手で持つ。

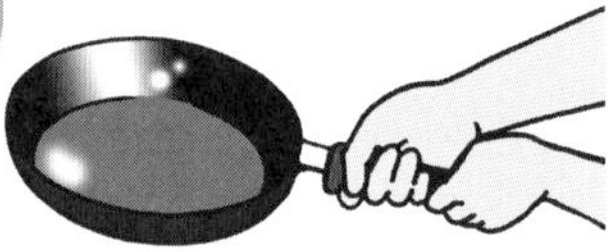

### 手首に負担をかけない

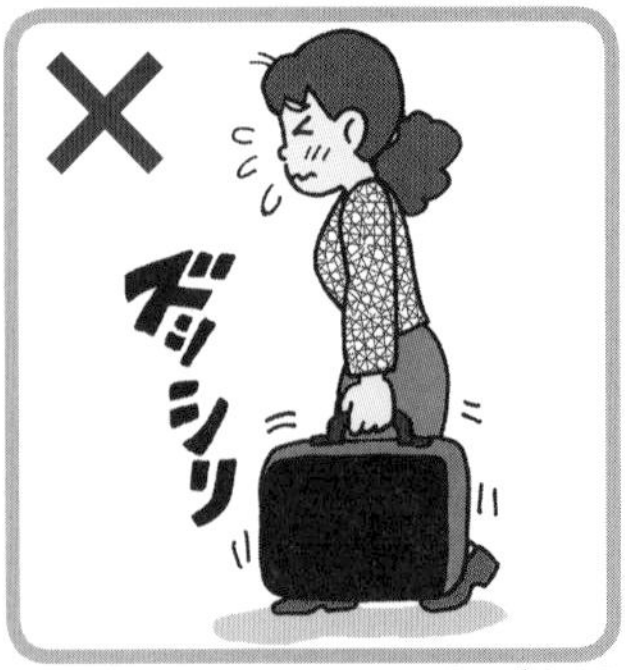


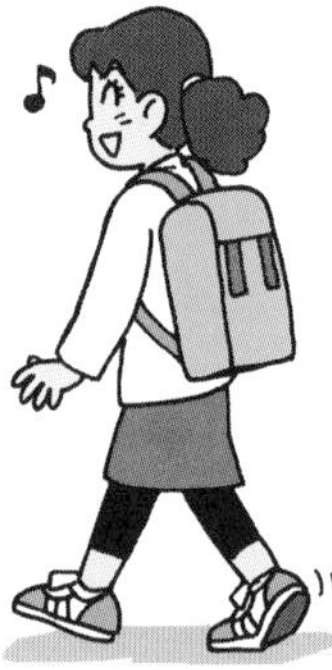

かばんは、手で持たないリュックやショルダーバッグなどを選ぶ。

# 手根管症候群のリハビリテーション

## 腱のエクササイズ

それぞれ5～10秒行う。

**1**

手首を伸ばした状態で、親指は伸ばしたまま、MP関節を曲げる。

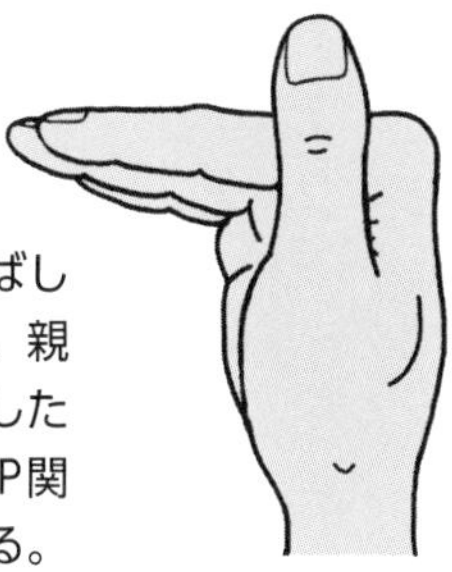

**2**

四指を曲げて、握りこぶしをつくる。

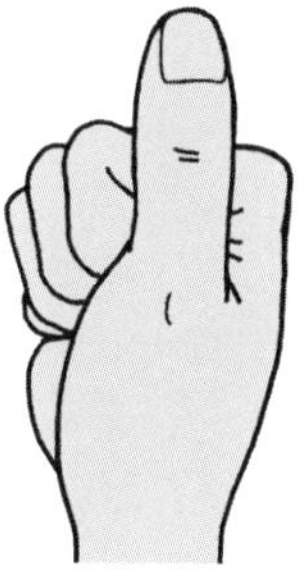

**3**

四指をまっすぐ伸ばす。

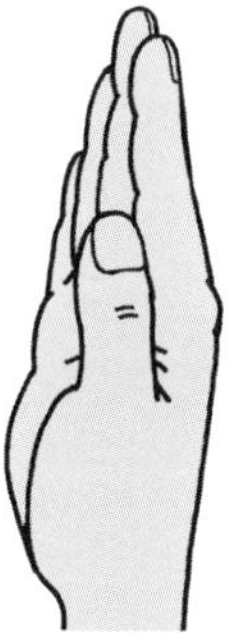

**4**

DIP・PIP関節を曲げる。

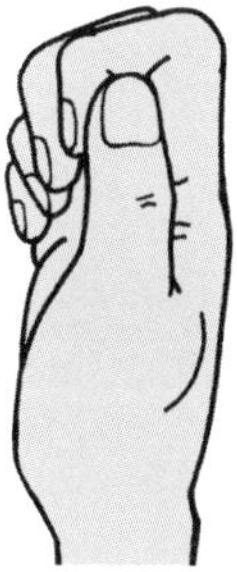

## 握力アップトレーニング

ボールやスポンジを握る、ゆるめる動作を繰り返す。

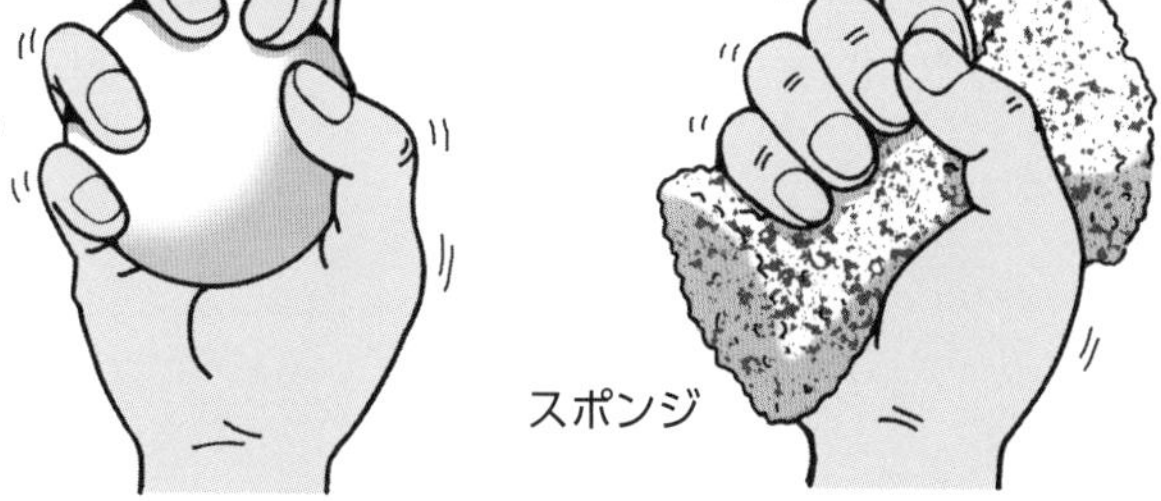

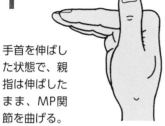

正中神経麻痺

# 親指から薬指の手のひらにしびれが出る

## 正中神経が麻痺してしびれなどの感覚障害が現れる

正中神経《せいちゅうしんけい》は、ひじの内側、前腕の屈側（屈曲する側）から手関節に至る神経です。手首・手指の屈曲、親指の付け根の筋肉（母指球筋《ぼしきゅうきん》）などを支配し、緻密な手の動きを支えています。

正中神経麻痺《まひ》が起こると、手首・手指の屈曲が障害され、母指球筋の筋力が低下し、**親指側から薬指（内側半分）までの手のひらにしびれなどの感覚障害**が現れます。

正中神経麻痺は、正中神経が圧迫されることで起こる**手根管症候群《しゅこんかんしょうこうぐん》と同様の症状**が出ますので、検査法（ティネル様サイン・ファーレンテスト）や治療法（保存療法や手術）などは28～37ページを参照してください。

正中神経麻痺は、手首の骨折に伴い正中神経が圧迫されて起こることがあります。前腕を内側に回す筋肉（回内筋《かいないきん》）で正中神経が圧迫されて起こることもあります。

頻度はまれですが、ひじよりも上側で神経炎を起こし、神経がしびれることにより正中神経麻痺が起こることがあります。

## 正中神経麻痺の主な症状、検査法

### 主な症状

正中神経《せいちゅうしんけい》は上腕から手関節、手指に至る。

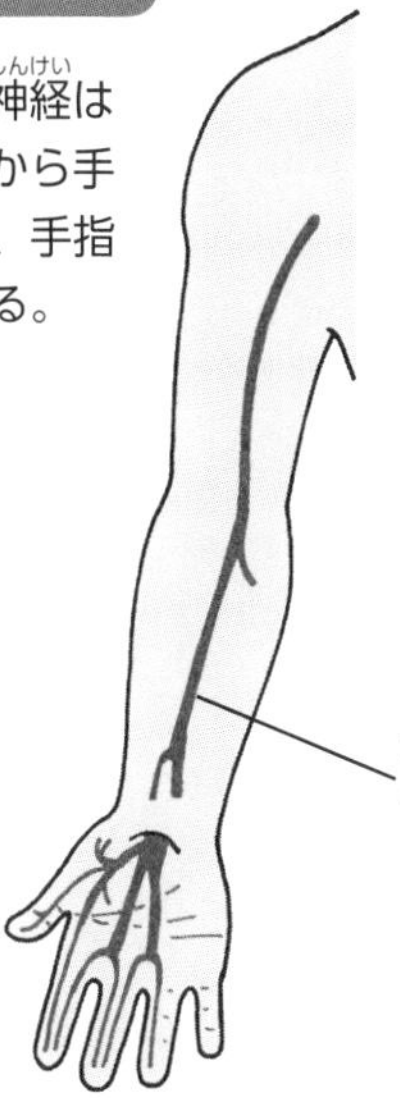


正中神経が障害を受けると、親指～薬指（内側半分）の手のひらに痛みやしびれが出る。

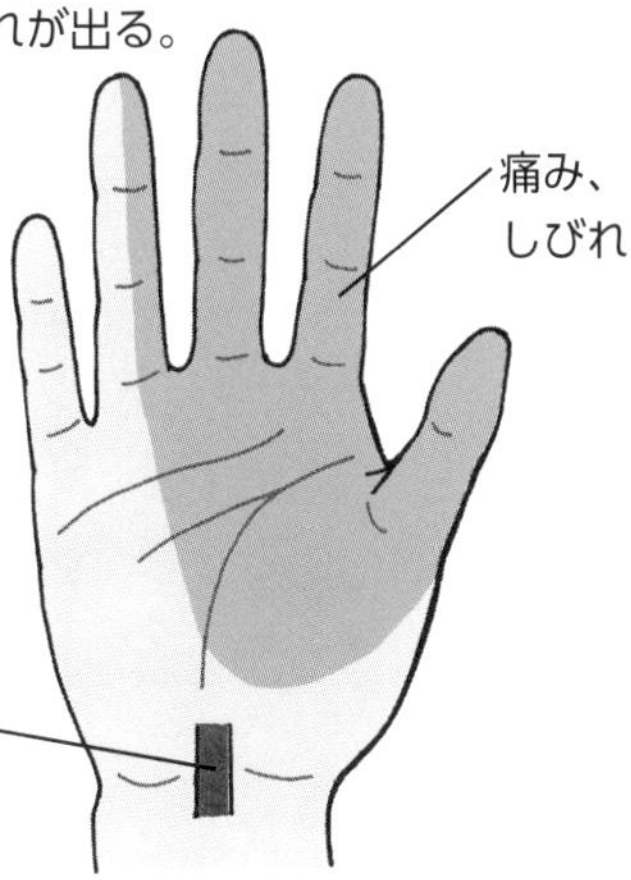


### 検査法

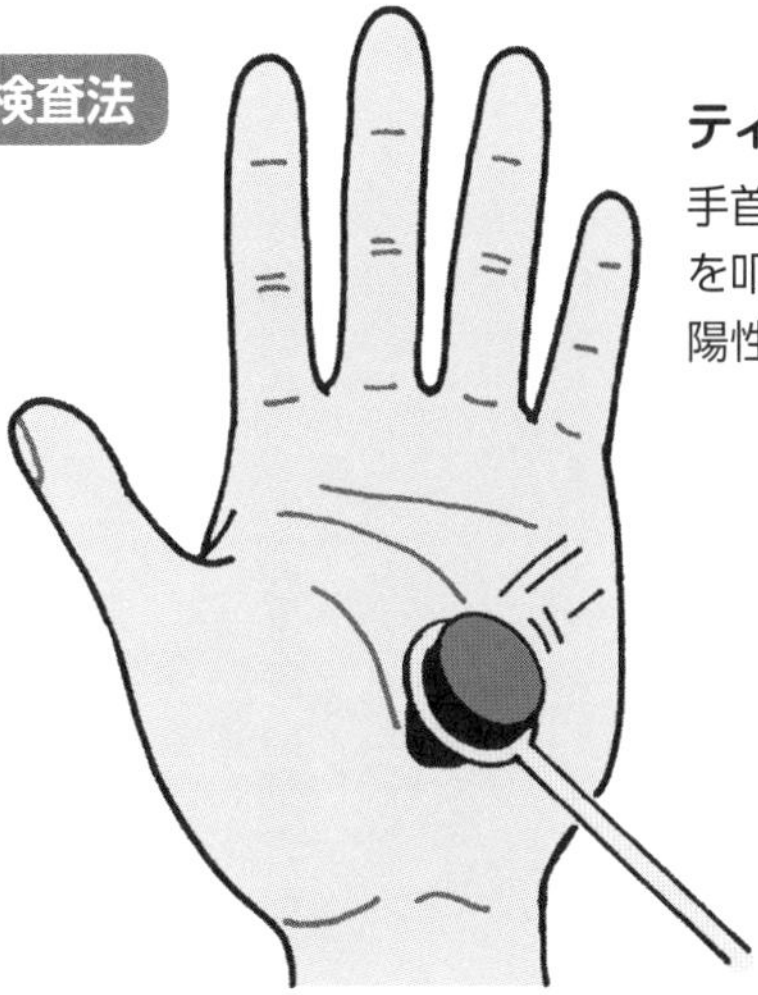

**ティネル様サイン**

手首に近い手のひら側（手根管部《しゅこんかん》）を叩いて、指先にしびれが響けば陽性（手根管症候群の疑い）。

または

**ファーレンテスト**

体の前で両手の甲を合わせる。1分間その状態を保ち、その間にしびれを感じたら陽性（手根管症候群の疑い）。
※33ページ参照

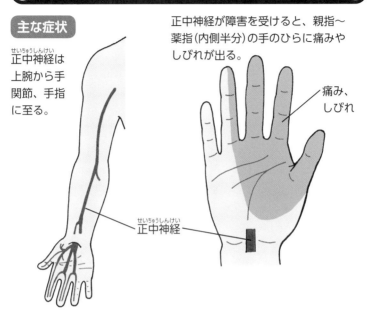

## 肘部管症候群①

# 小指と薬指の外側にしびれが出る

### ひじの内側の尺骨神経が圧迫されることで発症する

ひじの内側にある尺骨神経《しゃっこつしんけい》に障害を起こし、**手の小指側がしびれたり、手の細かい動作ができなくなったりする病気**です。肘部管《ちゅうぶかん》はひじの内側の骨と骨のくぼみにある管で、尺骨神経はこの管を通っています。

初期症状は、小指と薬指の小指側半分にしびれが出ます。症状が進行するに伴い、手の筋肉がやせてきたり、小指と薬指に変形が起きたり、指先の細かい動きに支障をきたしたりします。**ひじを曲げていると症状が強く**なります。

肘部管症候群は、ひじの内側で尺骨神経が慢性的に圧迫されたり、牽引《けんいん》されたりすることで発症します。具体的には、次のような人がなりやすくなります。

- ひじをよく使う、とくに肉体労働者（大工さんなど）
- 中高年の人（加齢に伴うひじの変形による）
- 子どものときにひじを骨折するなどのけがをしたことがある人
- テニス、野球、柔道などのスポーツ選手

## 肘部管症候群の症状が現れる部位、なりやすい人

### 症状が現れる部位

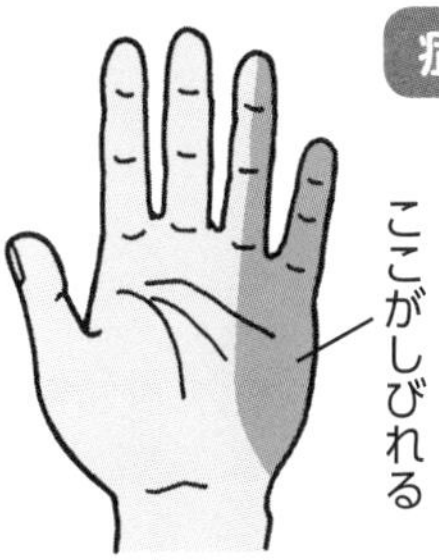


ひじの内側の尺骨神経が圧迫されて、手の小指側がしびれる。

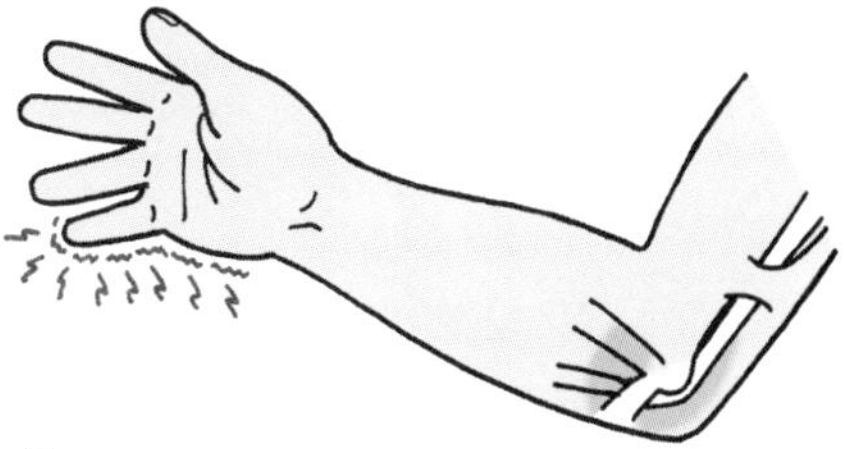

尺骨神経《しゃっこつしんけい》が圧迫

### なりやすい人

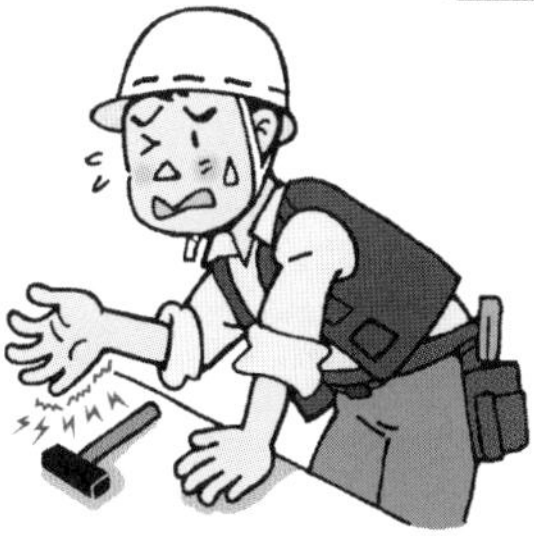

肉体労働者。

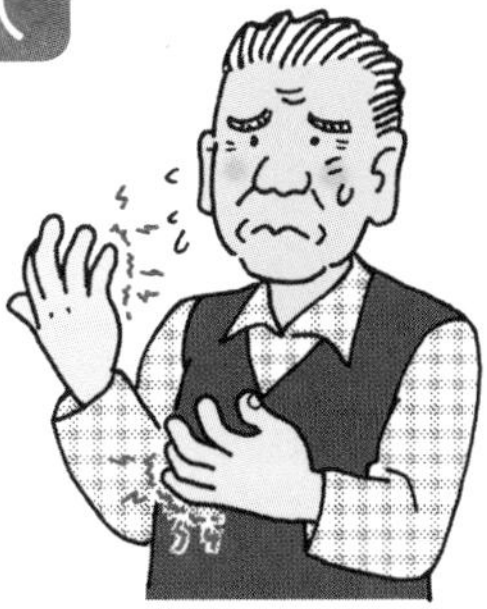

中高年の人。

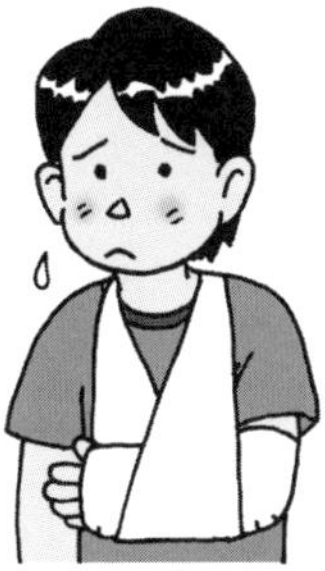

ひじのけがを経験した人。

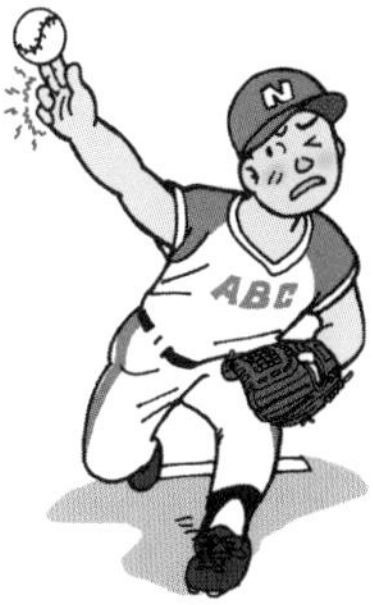


スポーツ選手。

# 尺骨神経の障害をみる検査で診断する

## 「フローマンサイン」は尺骨神経の麻痺をみる診断法

診断法として、**ひじの内側の骨の出っ張りの下を軽くたたいて、小指と薬指の半分にしびれがひびく**場合、肘部管症候群《ちゅうぶかんしょうこうぐん》が疑われます。また、**薬指のしびれが小指側のみというのが尺骨《しゃっこつ》神経《しんけい》の障害の特徴**です（小指・薬指全体がしびれる場合は、頚椎《けいつい》の神経根《しんけいこん》の障害を疑う）。

もう一つの診断法が「**フローマンサイン**」です。このテストは、尺骨神経の麻痺《まひ》をみるものです。親指と人差し指で紙の両端をつかみ、紙を引っ張ったとき、紙が抜けてしまう場合や紙を持つ親指が曲がってしまう場合は、肘部管症候群が疑われます。また、親指と人差し指の間の筋肉がやせてきた、指が交差できない、手の指を閉じたときに小指が離れてしまうなどの症状もみられます。

レントゲンでは、ひじの変形の有無を確認します。内側に骨棘《こっきょく》（骨のとげ）があることがよくあります。ひじの骨折をしたことがある場合は、**ひじの外反《がいはん》変形**を認めることがあります。肘部の外反変形は、腕を伸ばしたとき、ひじから下が外側に曲がっている状態です。外反により尺骨神経が引っ張られて症状が出ます。

## 肘部管症候群の検査法

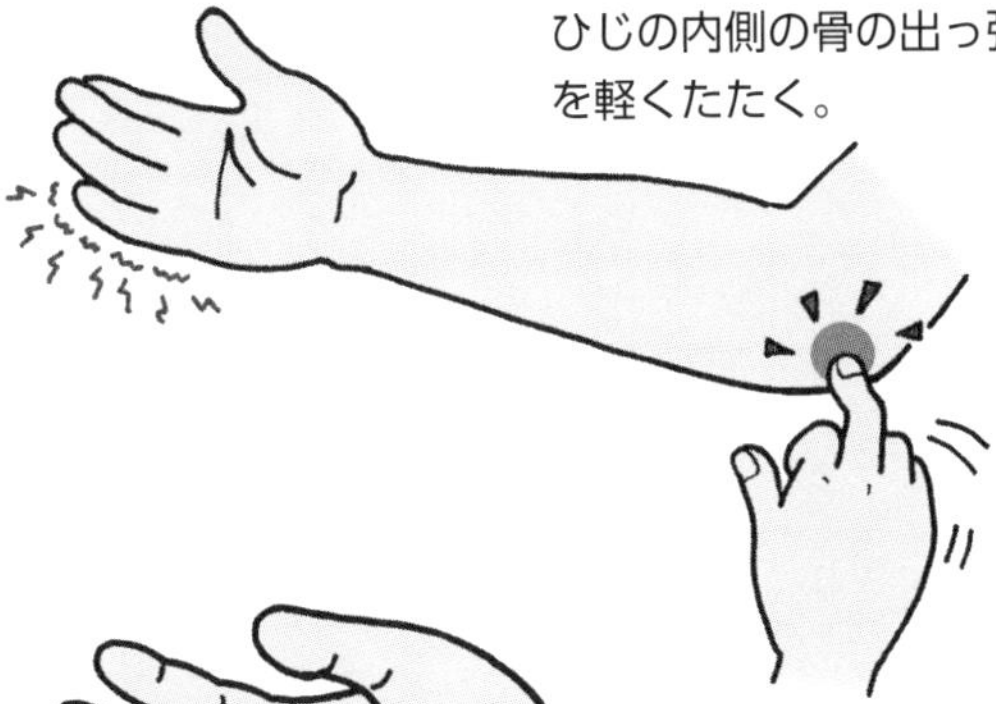

ひじの内側の骨の出っ張りを軽くたたく。

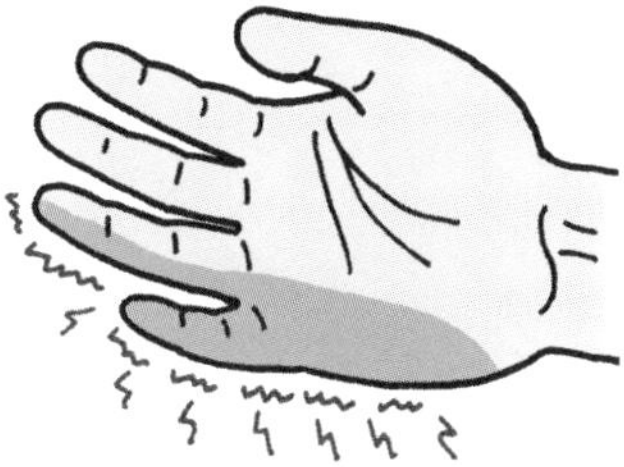

小指と薬指の一部にしびれが出るかをみる。

### フローマンサイン

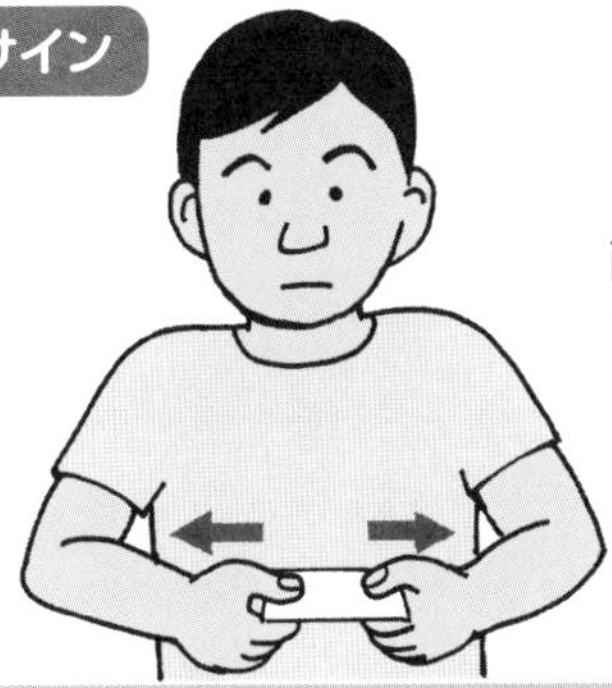

両手の親指と人差し指で紙を持ち、反対方向に紙を引っ張る。

親指と人差し指の間の筋肉がやせていてつまめず、親指を曲げる腱《けん》でつまんでしまう（フローマンサイン）かをみる。

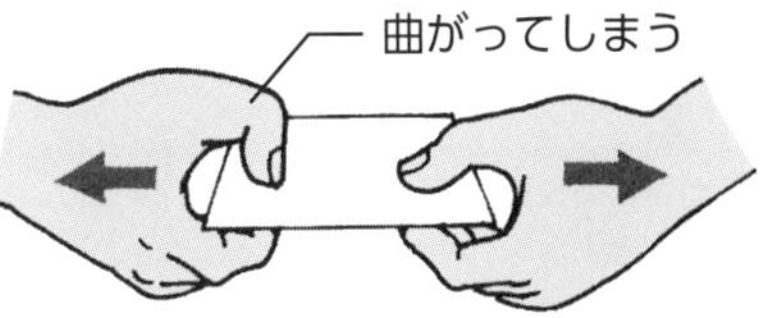

# 薬による治療のほか手術を行う場合もある

## 手術では尺骨神経を圧迫しているバンドの切離を行う

治療はまず、ひじを長時間曲げないことと、夜間寝ているとき、バスタオルなどをひじに軽く巻いて、ひじをできるだけ伸ばした状態にすることを指導します。

また、ビタミン剤など**薬の投与による保存的治療**を行います。保存的治療に抵抗し、しびれが強い場合や、筋肉の萎縮《いしゅく》が進み手の指の動きが悪く日常生活に支障がある場合は手術を検討します。

基本的には、**尺骨神経《しゃっこつしんけい》を圧迫しているバンドの切離**により神経を開放します。ひじの曲げ伸ばしで神経の緊張が強い場合は、骨を削ったり、神経を前方に移動させたりする手術を行います。ひじの外反変形を治す手術を行う場合もあります。

筋肉の萎縮が強い場合は、腱《けん》を移行することによりつまむ動作を再建する手術を行うこともあります。

## 肘部管症候群の治療法

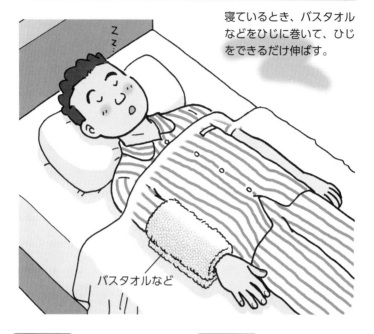

寝ているとき、バスタオルなどをひじに巻いて、ひじをできるだけ伸ばす。

### 保存療法

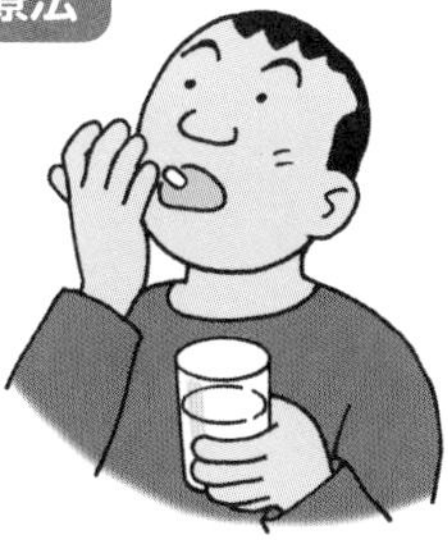

薬の投与などの保存療法で症状の改善を図る。

### 手術療法

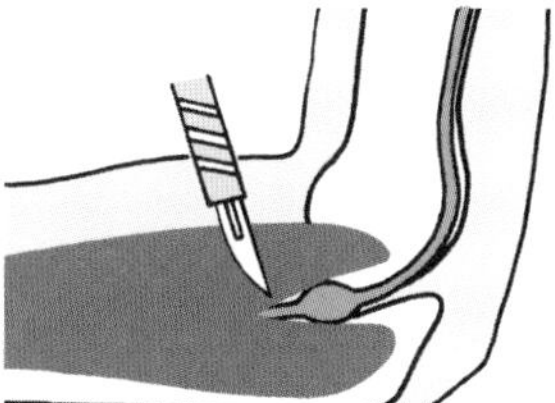

症状が改善しない場合は、尺骨神経《しゃっこつしんけい》を圧迫しているバンドの切離などを行う。

**尺骨神経麻痺**

# 指先がしびれて細かな動作が難しくなる

## 尺骨神経が麻痺して指が曲がりワシのようになるのが特徴

尺骨神経《しゃっこつしんけい》は、上腕・ひじ・前腕を通って指先に至る神経で、薬指・小指の感覚を支配しています。

尺骨神経麻痺《まひ》が生じると**薬指と小指(外側半分)にしびれ**が生じ、進行すると母指球筋《ぼしきゅうきん》以外の手の筋肉が萎縮《いしゅく》し、**かぎ爪変形**(DIP・PIP関節が屈曲してワシの手のようになる)などが生じます。

尺骨神経麻痺は、尺骨神経に障害が起こる肘部管症候群《ちゅうぶかんしょうこうぐん》と同様の症状が出ます。原因、検査法、治療法などは、40～45ページを参照してください。

尺骨神経麻痺のもう一つの原因として、頻度は少ないのですが、手首にある尺骨管というトンネルで神経が圧迫される「**ギオン管症候群**」という病気もあります。ギオン管内にガングリオンなどの腫瘤《しゅりゅう》(138～141ページ参照)ができることにより起こることが多いとされますが、神経の圧迫部位により、しびれが出ずに筋肉の萎縮のみみられるタイプもあります。

## 尺骨神経麻痺の主な症状

尺骨神経が障害を受けると、指のDIP関節とPIP関節が曲がった形になる（かぎ爪変形）。

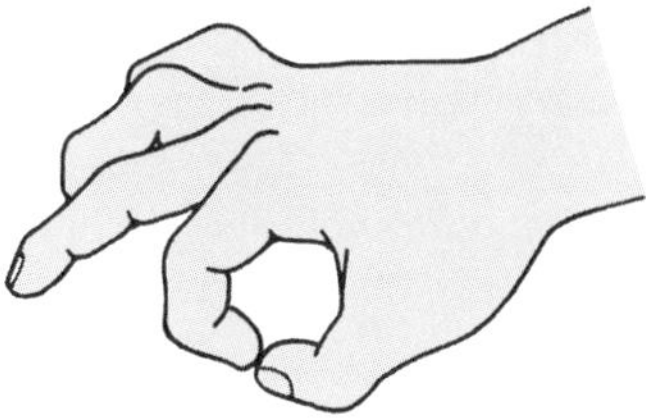

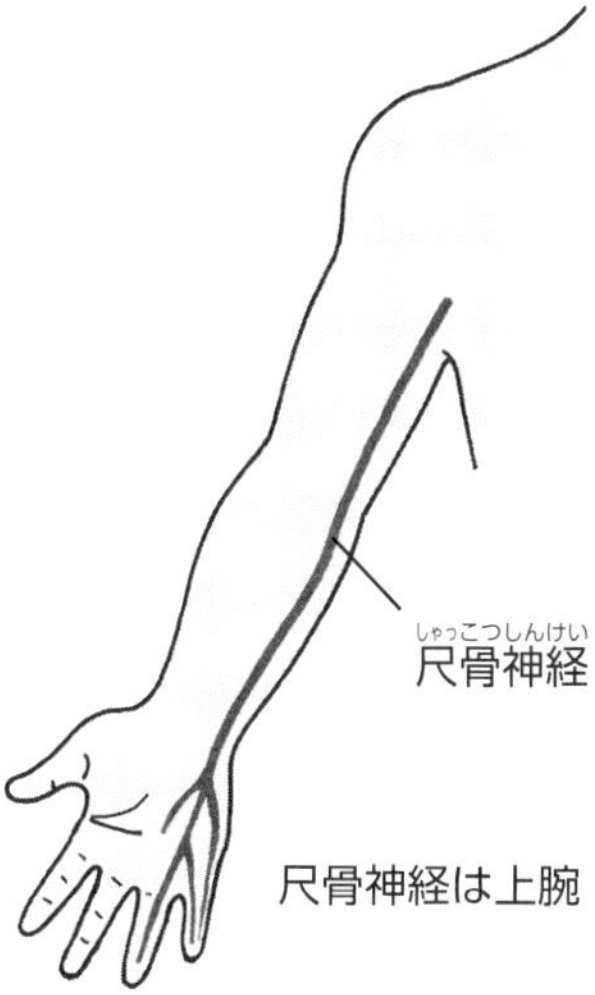


尺骨神経は上腕・ひじ・前腕を通って指先に至る。

### 指先の細かい動きが上手にできない

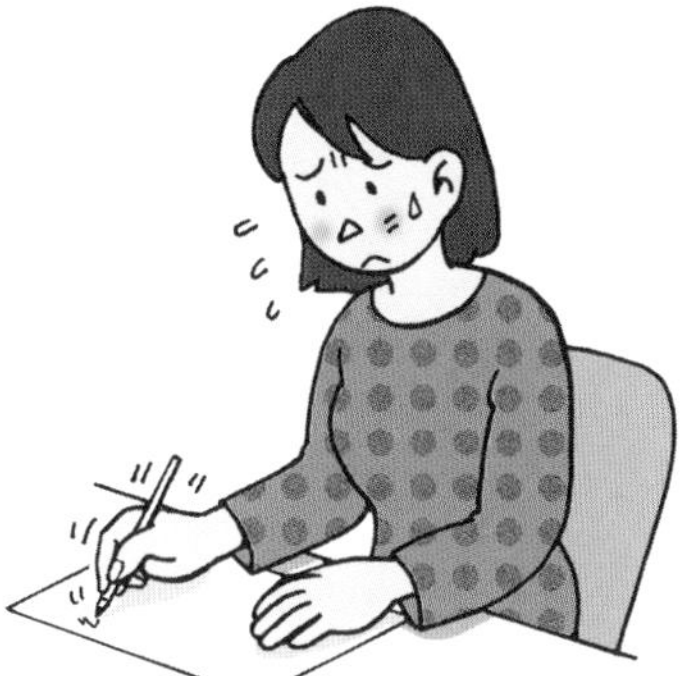

字がうまく書けない。

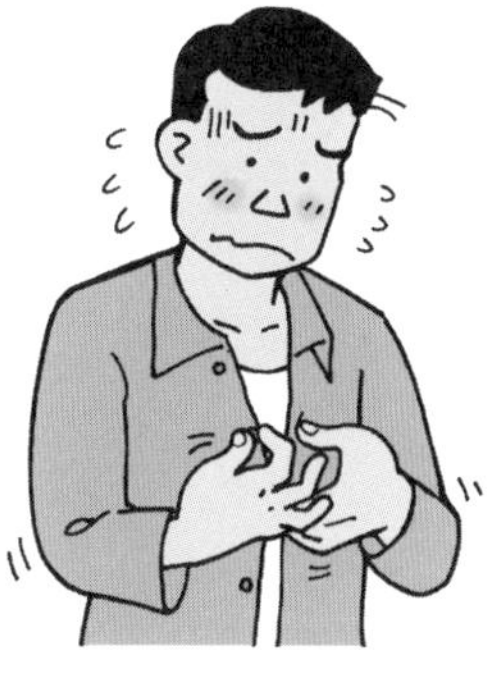

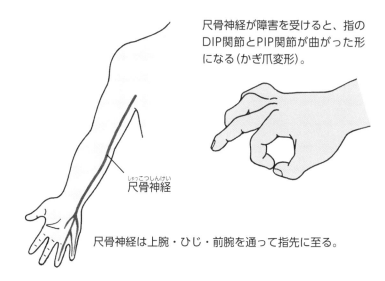

ボタンをうまく留められない。

# 橈骨神経麻痺（下垂手）①

# 橈骨神経が圧迫されて手首が上がらなくなる

## 橈骨神経が麻痺して手首と指が垂れ下がる

橈骨神経《とうこつしんけい》は、手首や指先を伸ばすときに働く筋肉を支配しています。橈骨神経は上腕中央部の後ろ側を通るため、そこで障害が起こると、**親指・人差し指の甲側（手の甲）にしびれ**が生じ、橈骨神経が支配する筋肉に麻痺《まひ》が起こって**手首と指が垂れ下がり伸ばせなくなる下垂手《かすいしゅ》**になります。

また、橈骨神経が肘関節で障害を受けることもあり、その場合は手指の付け根の関節が伸ばせなくなるため、**指だけが下がる下垂指《かすいし》**になります（**後骨間神経麻痺《こうこつかんしんけいまひ》**）。その場合、**しびれなどの感覚障害はみられないのも特徴**です。

橈骨神経は上腕骨の後ろの骨の上を通っているので圧迫されやすく、また**骨折の影響を受けやすい神経**です。

橈骨神経麻痺は、別名「土曜の夜の麻痺」と呼ぶことがあります。これは、腕枕で寝てしまうことで橈骨神経が圧迫され、翌朝目覚めたときに橈骨神経麻痺が起きていることがよくあるからです。

## 橈骨神経麻痺の主な症状

### 橈骨神経の走路

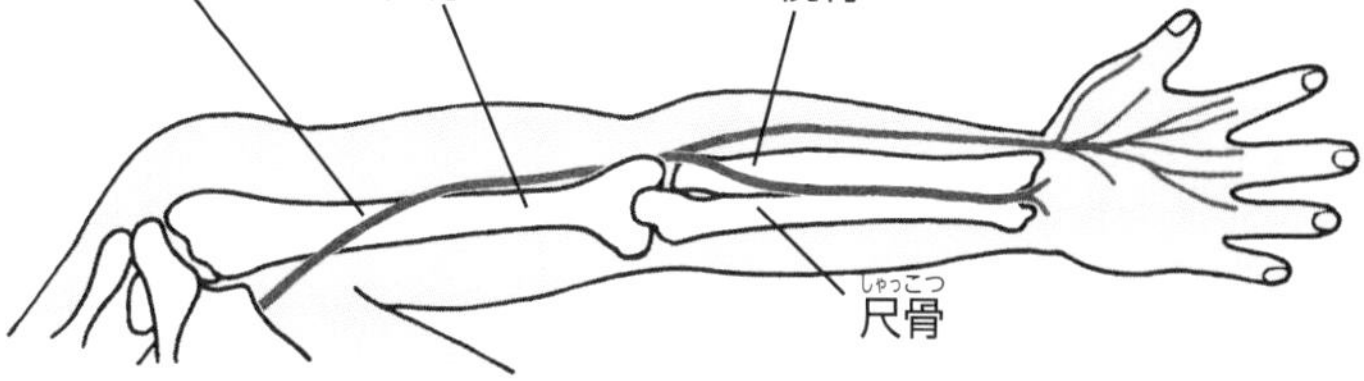


橈骨神経は、上腕、前腕を通って指先まで達している。橈骨神経が障害を受けると、親指～人差し指の甲側にしびれなどが起こる。

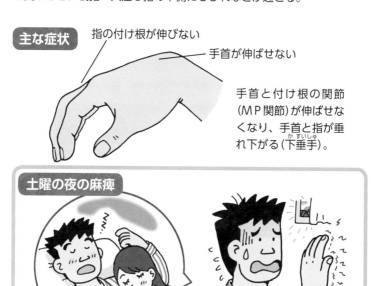

### 主な症状

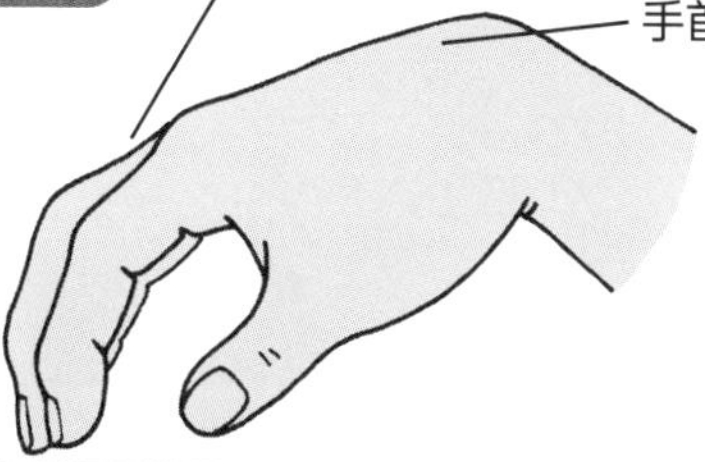


手首と付け根の関節（MP関節）が伸ばせなくなり、手首と指が垂れ下がる（下垂手《かすいしゅ》）。

### 土曜の夜の麻痺

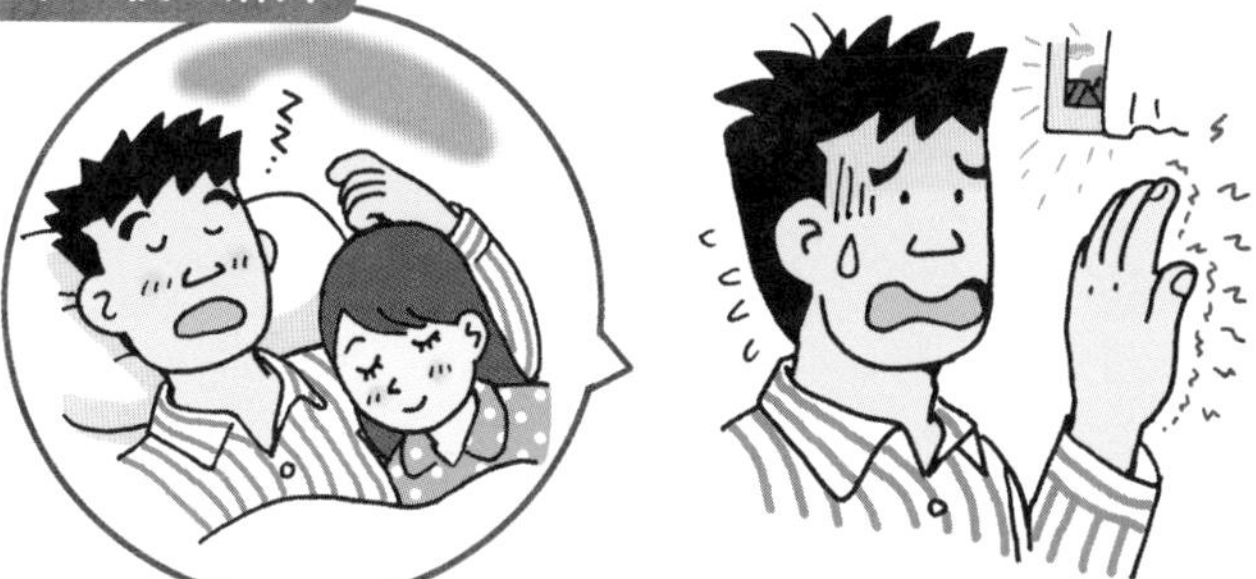

長時間橈骨神経が圧迫されることで麻痺が起こることから、「土曜の夜の麻痺」「腕枕症候群」とも呼ばれる。

## 橈骨神経麻痺(下垂手)②

# 患部を固定してビタミン剤などを内服する

### 装具での固定、薬の内服やリハビリで治療するのが基本

下垂手《かすいしゅ》や感覚障害の場所から診断できますが、筋電図検査(電気刺激によって活動電位を調べるもの)で神経の流れを調べたり、MRI検査で麻痺《まひ》した筋肉の輝度変化をみることで麻痺での回復の予想が可能です。

治療は、基本的に保存療法を行います。物理的な圧迫によるものが多く、3か月から半年程度で自然に回復することがほとんどです。**しびれに対するビタミン剤などを内服**し、**急性期にはステロイドの内服**を行うこともあります。

手首や指の屈曲は可能ですが、手首が下垂して上げられないため手指に力が入らず、日常生活で不便が生じるため、手首をやや上げた状態でギプス固定や装具での固定を行います。電気治療などのリハビリや理学療法を行うこともあります。

半年程度経過を観察して回復しない場合は、神経をはがす手術を検討しますが、それでも回復しない場合は腱《けん》の移行術も行います。

## 橈骨神経麻痺の治療法

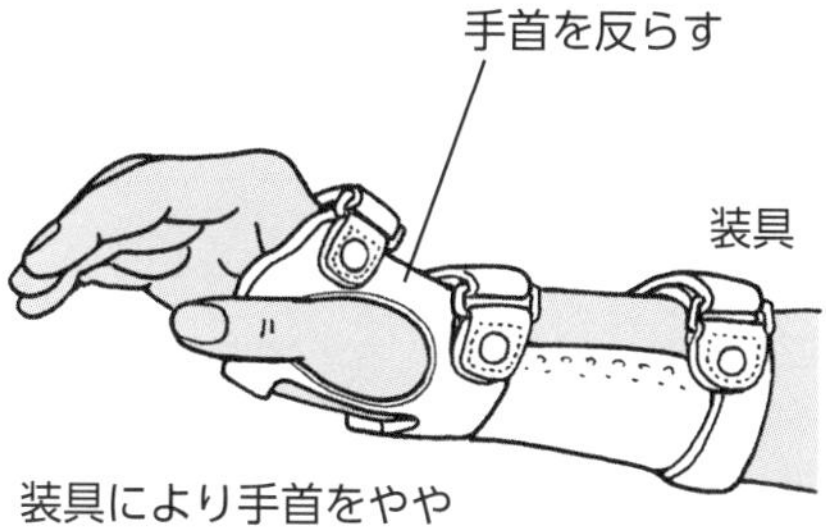


装具により手首をやや反らすようにする。

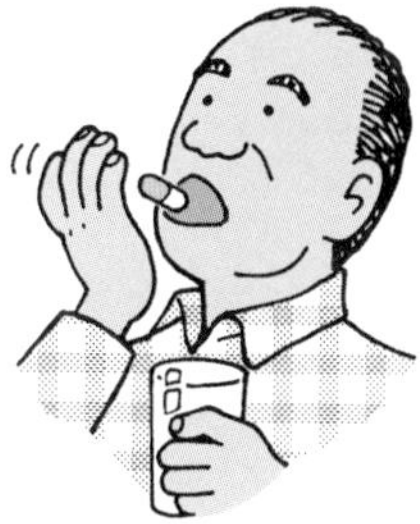

しびれに対し、ビタミン剤やステロイドを内服する。

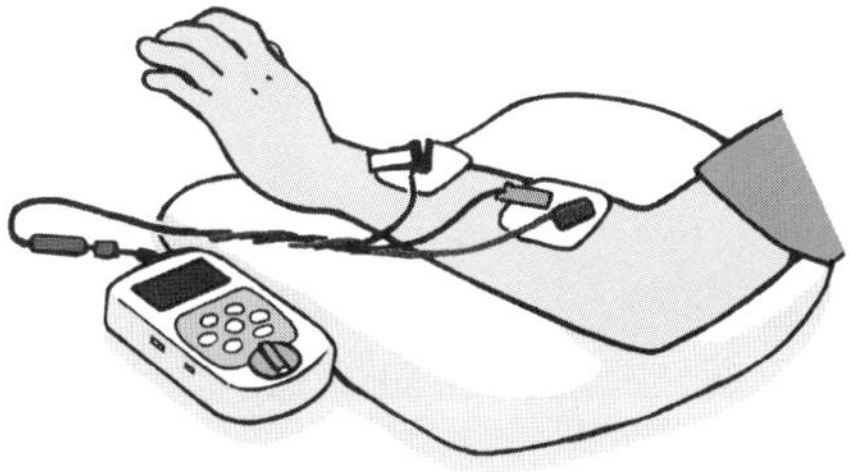

神経を刺激し、筋肉の活動を促進させる電気治療を行う。

### ストレッチ・トレーニング

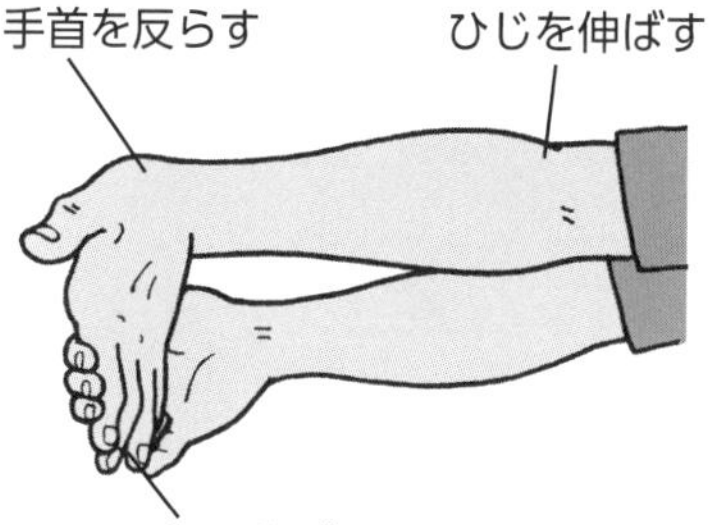
指を伸ばす


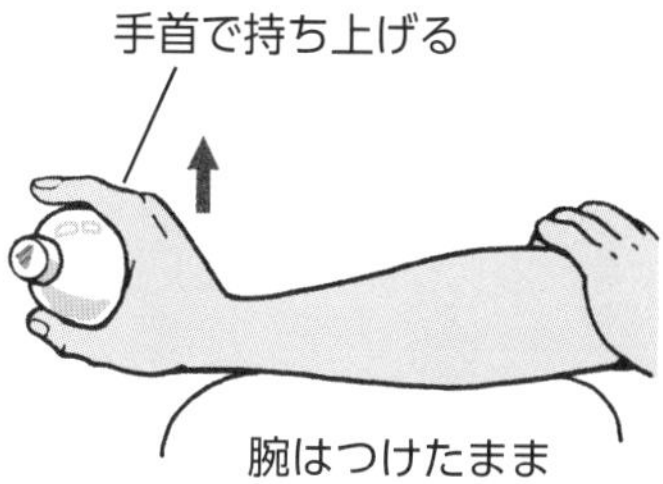
ペットボトルなどを握り、手首で持ち上げる


手首や指を曲げる筋肉の柔軟性を回復させるトレーニングを行う。

# 腕を上げると肩から手指にかけてしびれる

## 胸郭出口で神経が圧迫されて指先まで症状が現れる

胸郭出口症候群《きょうかくでぐちしょうこうぐん》は、**上肢のしびれ、痛み、だるさ、肩こりのような症状が出る病気**です。明らかな感覚障害や筋力低下は認めないことが多く、**体型的にはなで肩の女性に多い**とされています。

胸郭出口は、胸の第一肋骨《ろっこつ》と鎖骨《さこつ》の間にある隙間部分で、ここには脊髄《せきずい》から枝分かれした腕《わん》神経叢《しんけいそう》（頸椎《けいつい》から出た神経が腕や手にいく神経に分かれる前に集まっている部分）や血管が通っています。

神経が圧迫されると腕や肩に痛み、しびれなどの神経症状が現れ、血管が圧迫されると血行が悪くなり腕の脱力感や冷感などが生じます。余分な肋骨《ろっこつ》が頸椎に生じる頸肋《けいろく》や、前斜角筋《ぜんしゃかくきん》という筋肉で圧迫されるために起こる症状です。

**洗濯物を干したり、つり革に手を伸ばしたり、腕を上げたりしようとすると、上腕がしびれ、肩や腕、肩甲骨《けんこうこつ》の周辺にまで痛み**が出ます。

# 胸郭出口周辺の構造、胸郭出口症候群の主な症状

## 胸郭出口周辺の構造

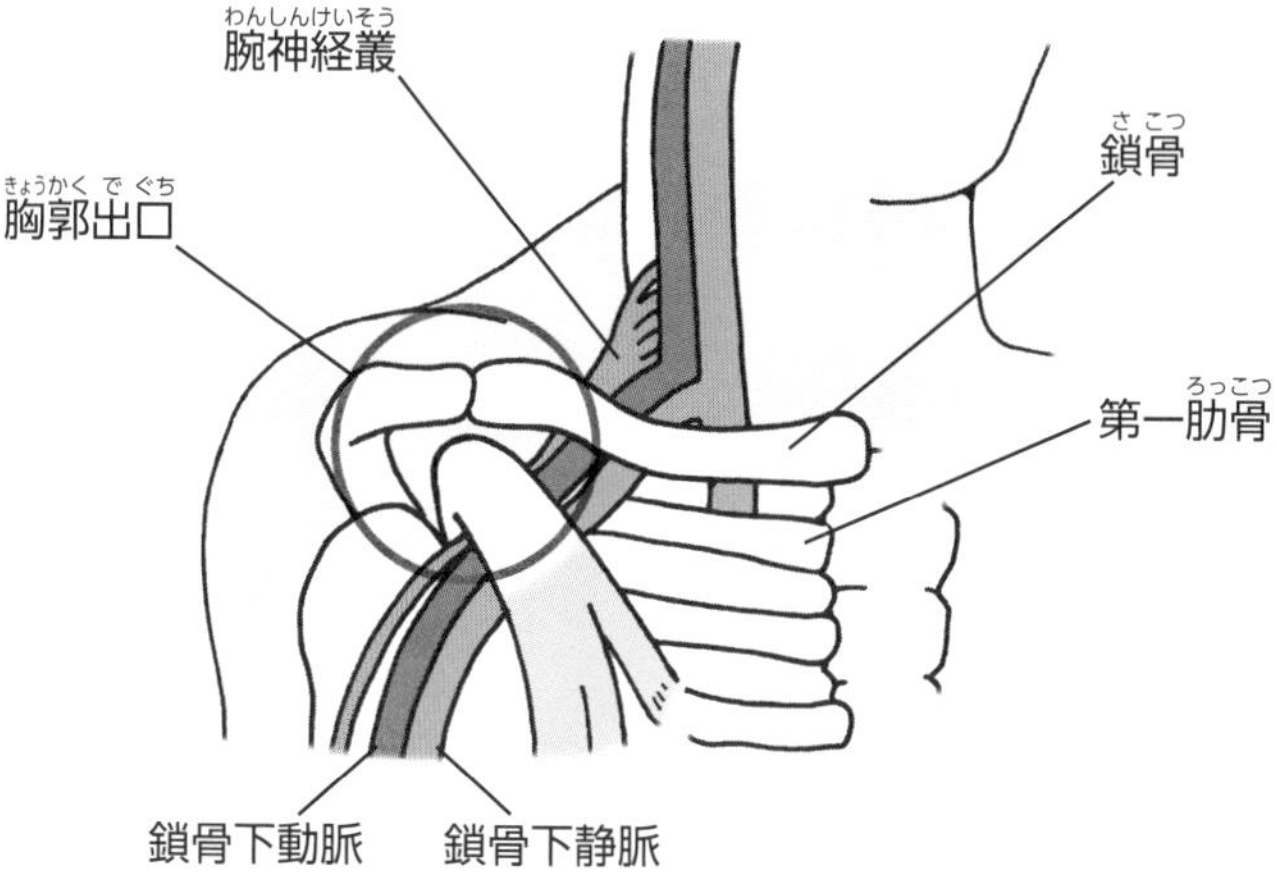


胸郭出口は、第一肋骨と鎖骨の間にある隙間部分。ここを通る神経が圧迫されるとしびれなどの症状が出る。

## 胸郭出口症候群の主な症状

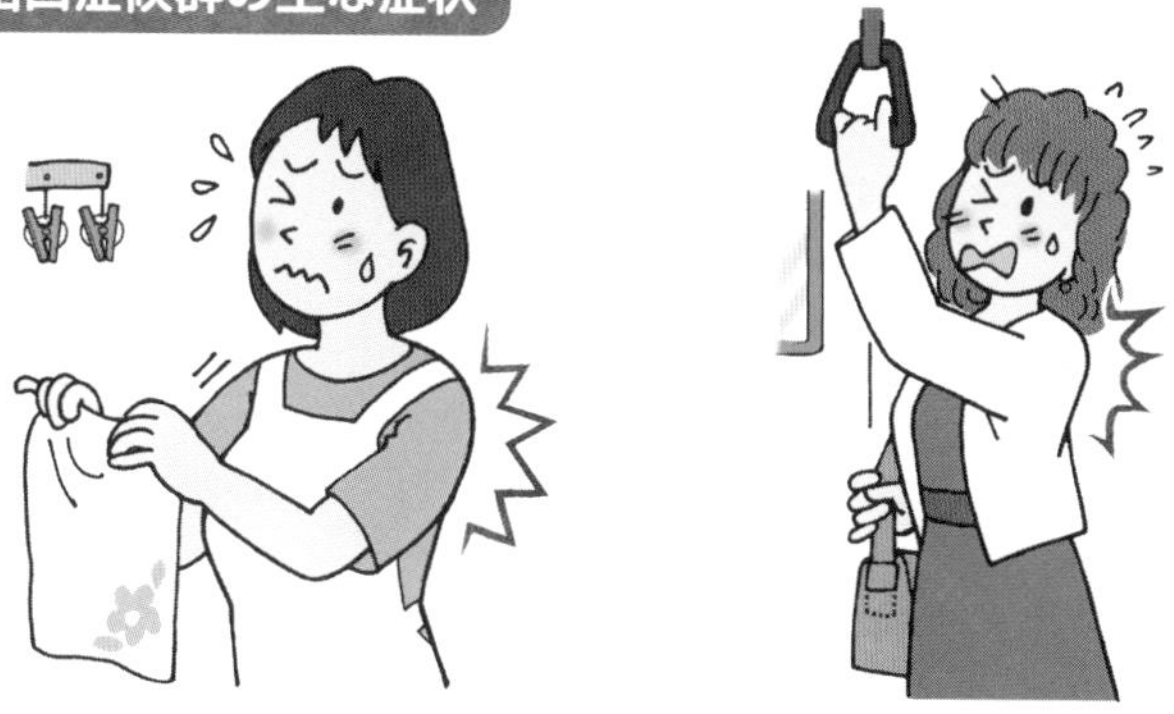

腕を上げようとすると、首筋から肩、腕の強いしびれ・痛み、握力の低下などが起こる。

**胸郭出口症候群②**

# 症状が軽い場合は運動などの理学療法を行う

## 姿勢に注意し、肩をすくめるような動作はなるべく避ける

胸郭出口症候群《きょうかくでぐちしょうこうぐん》は、**なで肩の女性に多い**とされます。これは、上肢の重みで神経が引っ張られることにより起こるとされています。また、腕を上げて後ろに引くようなポジションをとると、症状が発生することがあります。

診断は、鎖骨《さこつ》の上の神経の通り道を圧迫して症状が再発するテストや、腕を上げて後ろに引いた位置で手首の動脈の拍動が弱くなったり、手指の色が白くなったりする症状を再現するテストを行います。症状が軽い場合は、肩甲帯《けんこうたい》を吊り上げる僧帽筋《そうぼうきん》や肩甲挙筋《けんこうきょきん》を強化する運動や温熱療法を行います。姿勢が悪く肩甲帯が下がるようなら、肩甲帯を引き上げる装具を使用します。日常では**猫背を正し、肩をすくめるような緊張した姿勢をとり続けない**ように注意することが大切です。

痛みが強いときは、痛み止め(消炎鎮痛薬《しょうえんちんつうやく》)を服用したり、神経ブロックで痛みをとったりすることもあります。骨が原因と考えられる場合や、レントゲンで頸肋《けいろく》があり、それが圧迫の原因と考えられる場合は、頸肋切除術や第一肋骨《ろっこつ》切除術を検討します。

## 胸郭出口症候群の検査法、日常の注意点

**検査法**

いずれも、この姿勢で橈骨動脈《とうこつどうみゃく》の脈が弱くなると陽性で、胸郭《きょうかく》出《で》口《ぐち》症候群《しょうこうぐん》が疑われる。

### アドソンテスト

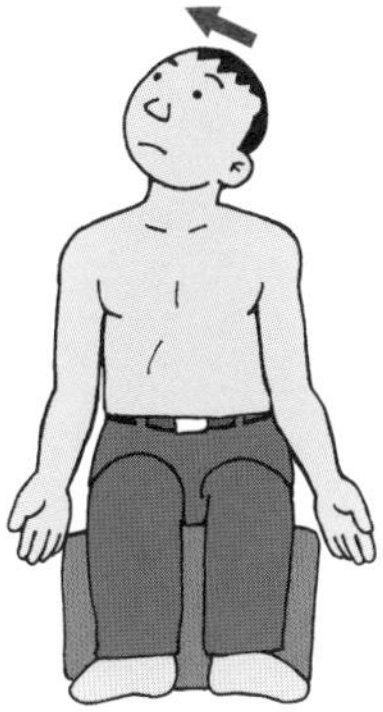

腕のしびれのある側に顔を向けて首を反らせる。

### ライトテスト

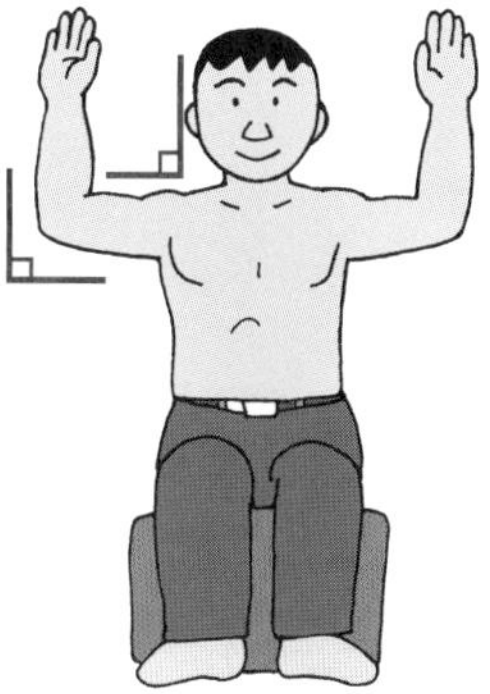

座った状態で肩とひじを90度曲げる。

### エデンテスト

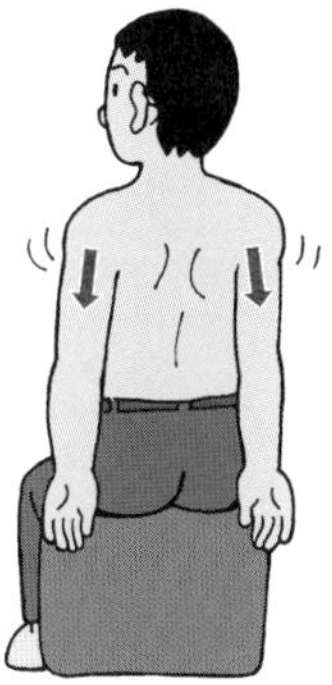

座った状態で胸を張り、両肩を後方に引く。

**日常の注意点**

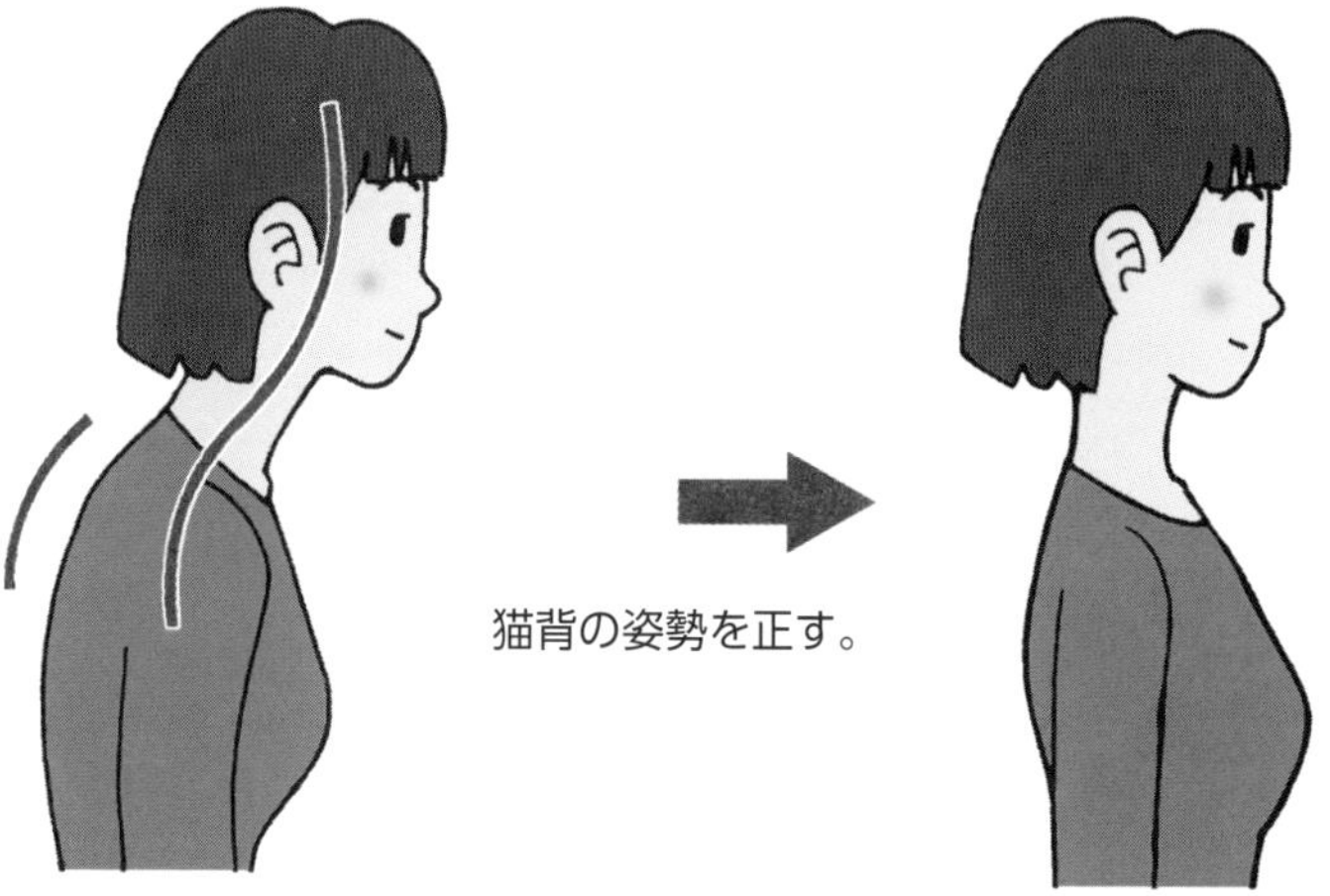

猫背の姿勢を正す。

## 頸椎症（頸椎症性神経根症）①

# 神経の枝が圧迫される頸椎症

### 神経根が圧迫され、しびれや筋肉の麻痺が現れる

頸椎《けいつい》が原因で手がしびれる場合、2つのケースが考えられます。

一つ目は、頸椎を通る脊髄《せきずい》（頸髄《けいずい》）から出た神経の枝（神経根《しんけいこん》）が圧迫されて起こる症状で、**頸《けい》椎症性神経根症《ついしょうせいしんけいこんしょう》**といわれます。頸髄からは8本の神経が出ており、頸椎から出る部分（**神経孔《しんけいこう》**という穴）や、椎間板《ついかんばん》の出っ張りで圧迫されて起こります（**頸椎椎間板ヘルニア**）。

症状は、**神経根が支配するエリアの感覚の障害と支配する筋肉の麻痺《まひ》**という形で現れます。たとえば、第6頸神経が圧迫された場合、親指と人差し指のしびれが現れ、手首を上げる力が弱くなることがあります。神経根は、頸椎から出たあと、さらに枝分かれしているため、背中（肩甲骨周囲《けんこうこつしゅうい》）や前胸部のしびれ、痛みを訴える場合があります。

診断は、レントゲンで椎間板の狭小化や骨のとげ（骨棘《こっきょく》）の有無、頸椎神経孔の狭小化や骨のとげの有無を確認したり、ＭＲＩで椎間板ヘルニアの有無を調べたりします。頸椎の後屈《こうくつ》（上を向く）や、痛いほうに首を傾け頭を押しつけることで症状の再現をみる（**ジャクソンテスト、スパーリングテスト**）ことが診断に有用です。

## 頸椎症性神経根症の病態、主な症状

### 病態

頸椎《けいつい》の断面

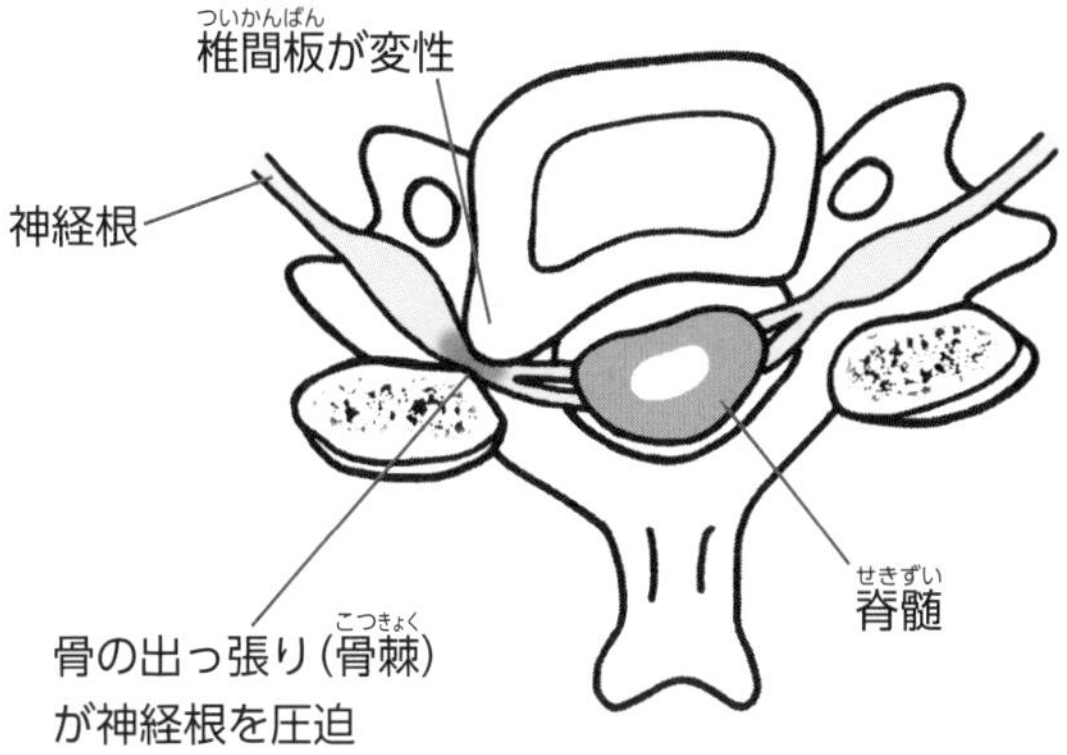


### 主な症状

片側の首～手にかけて痛み、しびれが生じ、力が入らないなどの症状が出る。

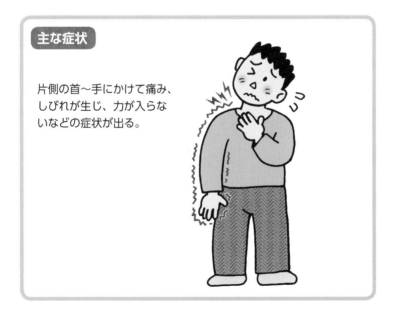

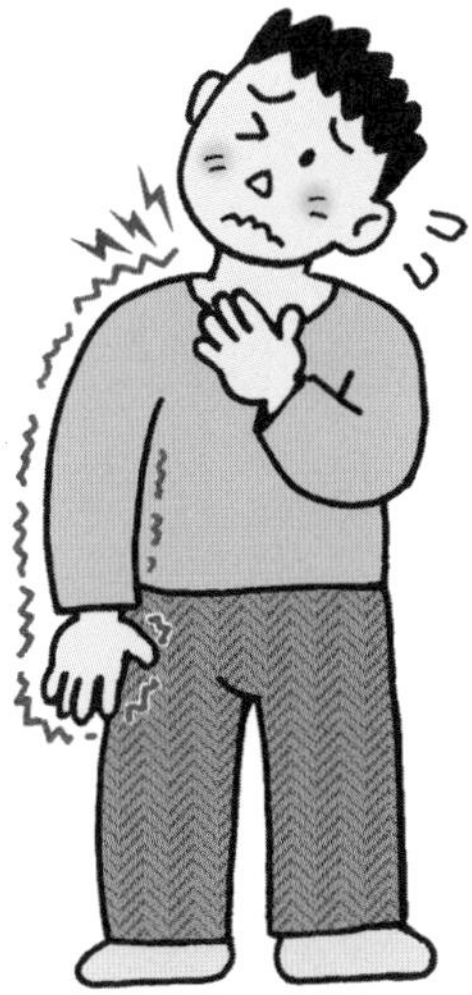

## 頸椎症（頸椎症性神経根症）②

# 治療は装具の装着、薬の服用が基本

### 神経の圧迫を除いたり頸部を固定したりする

治療は、保存療法が基本になります。

まずは、**痛みの出る姿勢（上を向くなど）をとらない**こと、また頸椎《けいつい》の安静を行うために**頸椎カラーの装着**も考慮します。また、ビタミン剤や痛み止め、プレガバリンなどの神経障害性疼《とう》痛《つう》に対する薬などの処方を行います。

神経根《しんけいこん》症状は強い痛みを伴うこともあり、投薬では十分な症状の緩和が得られない場合は神経ブロックを検討します。ペインクリニックなどでエコーやレントゲンをみながら、ブロックを行うことが可能です。

リハビリテーションとして頸椎牽引療法《けいついけんいんりょうほう》や運動療法を行い、また姿勢の矯正《きょうせい》や筋肉の緊張をほぐす治療も検討します。頸椎牽引療法は、頸椎を引き上げて神経の圧迫をとり除くために行います。

保存療法に抵抗する場合は、神経根の圧迫をとり除くような手術を行うことがあります。

## 頚椎症性神経根症の治療法

**保存療法**　症状が改善しない場合は手術を行う

### 頚椎《けいつい》カラー固定

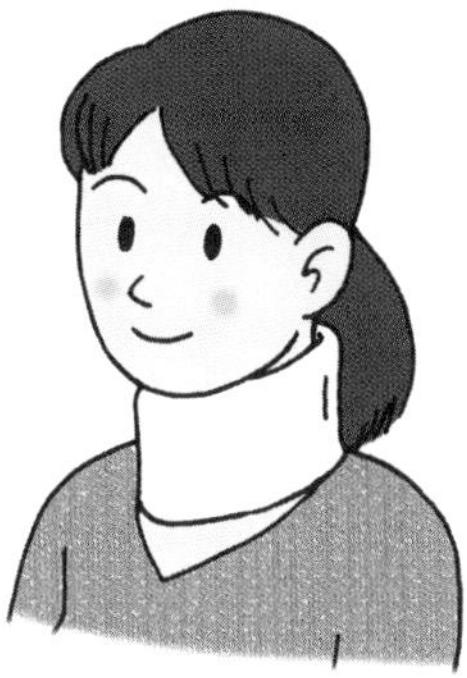

症状が和らぐ部分で頚部を固定する。

### 薬の服用

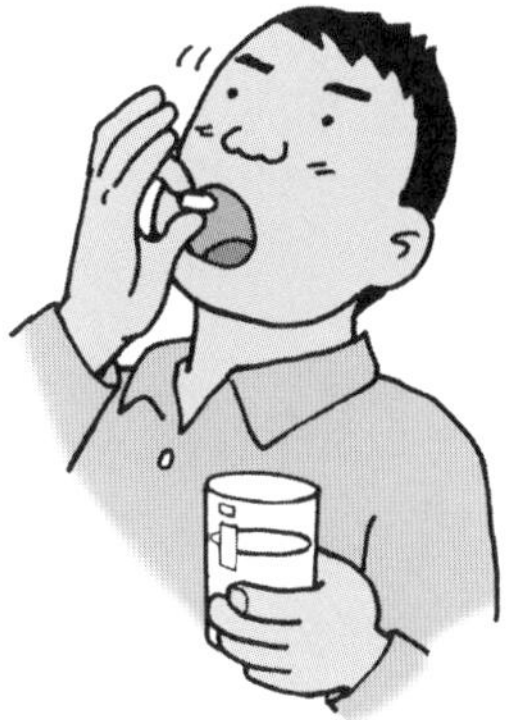

ビタミン剤、痛み止め、神経障害性疼痛《とうつう》に対するなどを服用する。

### 頚椎牽引療法《けいついけんいんりょうほう》

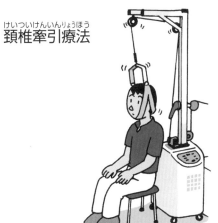

頚椎を引き上げて神経の圧迫をとり除く。

頸椎症（頸椎症性脊髄症＝頸髄症）

# 頸椎で脊髄全体が圧迫される頸椎症

## 脊髄が圧迫されて手や足にしびれなどの症状が出る

頸椎《けいつい》が原因で手がしびれるもう一つのケースは、頸椎で脊髄《せきずい》全体が圧迫されて起こる症状で、**頸椎症性脊髄症（頸髄症《けいずいしょう》）**といわれます。

脊髄は頭から手足に指令を送る神経で、圧迫により**手だけでなく足にも症状が現れます**。手のしびれは両手全体に出ます。ボタンをかける、箸を持つなど、細かい動作がしづらくなる（**巧緻《こうち》性障害《せいしょうがい》**）こともあります。また、両足にしびれが出て突っ張るような歩行となったり、階段昇降が不自由になることもあり転びやすくなったりします。尿や便の出が悪くなるなどの症状（**膀胱《ぼうこう》直腸《ちょくちょう》障害《しょうがい》**）が起こることがあります。

診断は、レントゲンで頸部の神経の通り道（脊柱管《せきちゅうかん》）が狭くなっていないかをみて、ＭＲＩで頸髄の圧迫の有無や程度をみることで可能です。頸髄が損傷されやすい状態となっているため、転倒などで一気に症状が悪化し、四肢麻痺《ししまひ》などの脊髄損傷を起こすこともあります。程度が軽い場合は投薬などの保存的治療を行いますが、**巧緻性障害や歩行障害が出ている場合は保存的治療では改善が期待できず、手術（頸椎の骨を削り広げるなど）を考慮**します。

## 頚椎症性脊髄症の病態、主な症状

### 病態

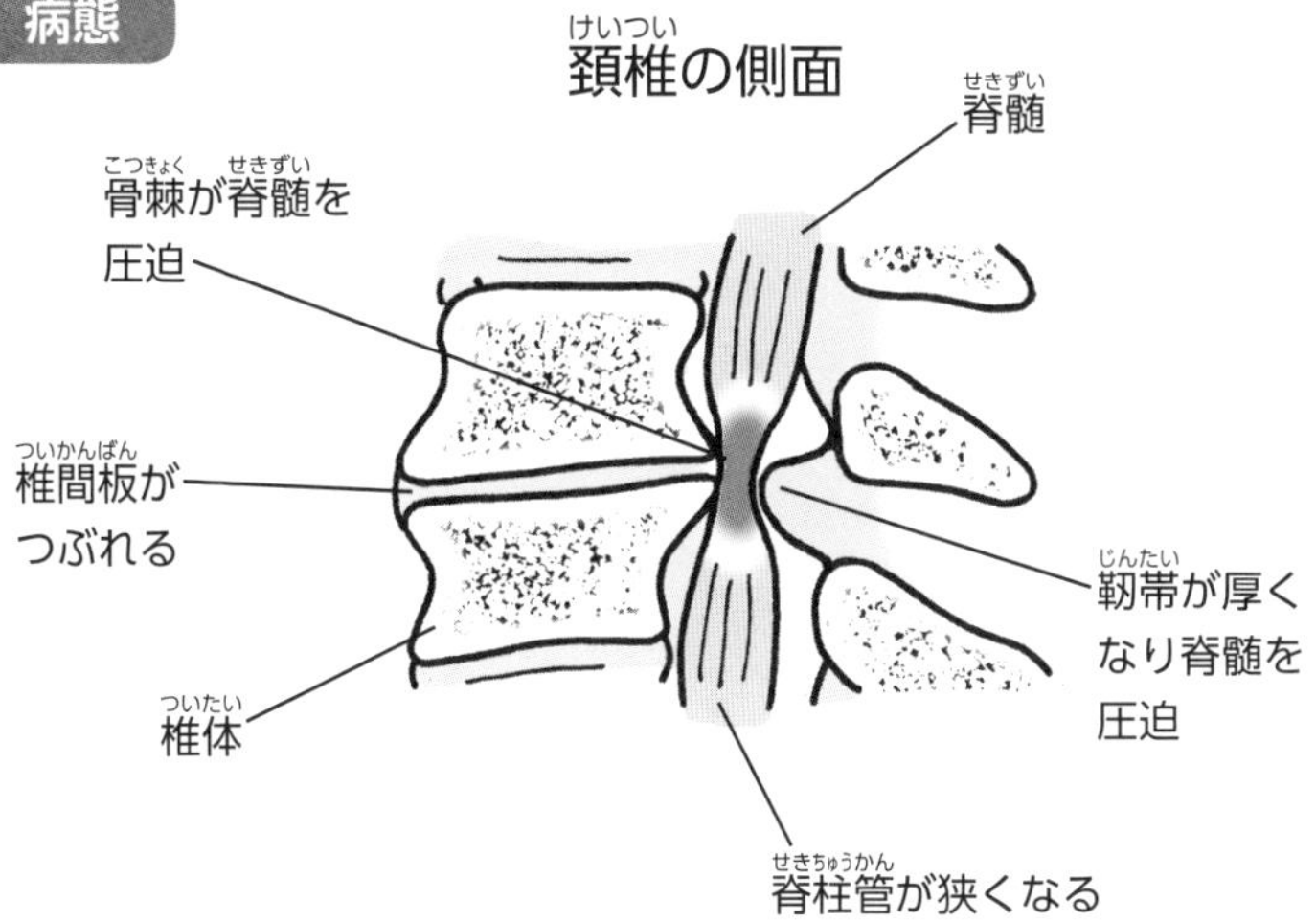


### 主な症状

両手足にしびれなどが生じ、
動きが悪くなる。

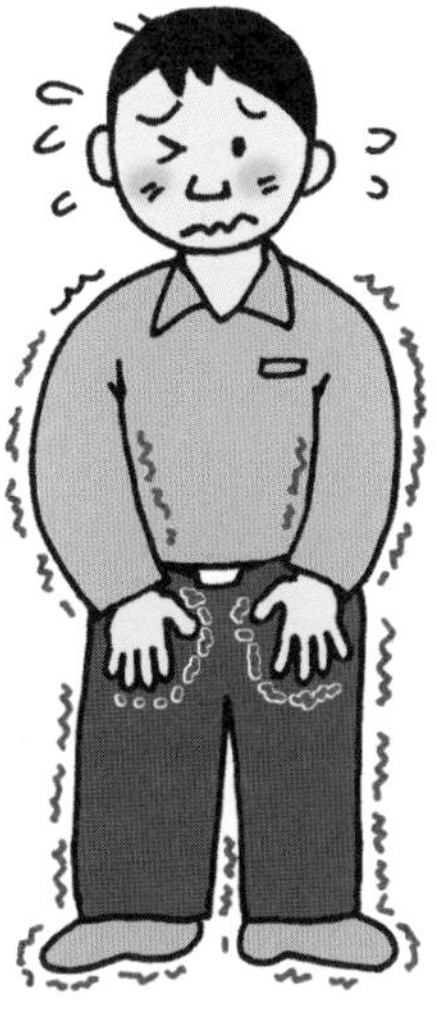

## 頸椎椎間板ヘルニア

# 椎間板が脊髄や神経を圧迫して起こる

### 首や肩への負担が続くと頸椎椎間板が後ろに飛び出して症状を起こす

頸椎《けいつい》は背骨の首近くの7つの骨で、中に脊髄《せきずい》が通っています。頸椎椎間板《けいついついかんばん》ヘルニアは、**頸椎同士をつないでいる椎間板が加齢により老化して弾力を失い、後方に飛び出して脊髄や神経を圧迫する**ことによって生じます。

頸椎椎間板ヘルニアを発症するのは30～50代が中心です。**姿勢の悪い人、重い物を持つ職業の人、スポーツ選手やその愛好家**などに多くみられますが、これは首や肩に負担をかけ続けるうちに、椎間板の組織（髄核《ずいかく》）が壊れて脱出し、脊髄や神経根《しんけいこん》（神経が集まるところ）を圧迫するからです。神経根が圧迫されると首や肩、手など上肢に症状が現れ、脊髄が圧迫されると上肢だけでなく下肢にも症状が現れます。

頸椎椎間板ヘルニアの症状は頸椎症と同様です。神経根が圧迫される場合は**頸椎症性神経根症**（56～59ページ参照）、脊髄が圧迫される場合は**頸椎症性脊髄症**（60～61ページ参照）の症状が出ます。**神経根症は神経根が支配する感覚エリアの障害と支配する筋肉の麻痺《まひ》、脊髄症は脊髄の圧迫による手や足のしびれ**です。

# 頸椎椎間板ヘルニアの病態、なりやすい人

## 頸椎の構造

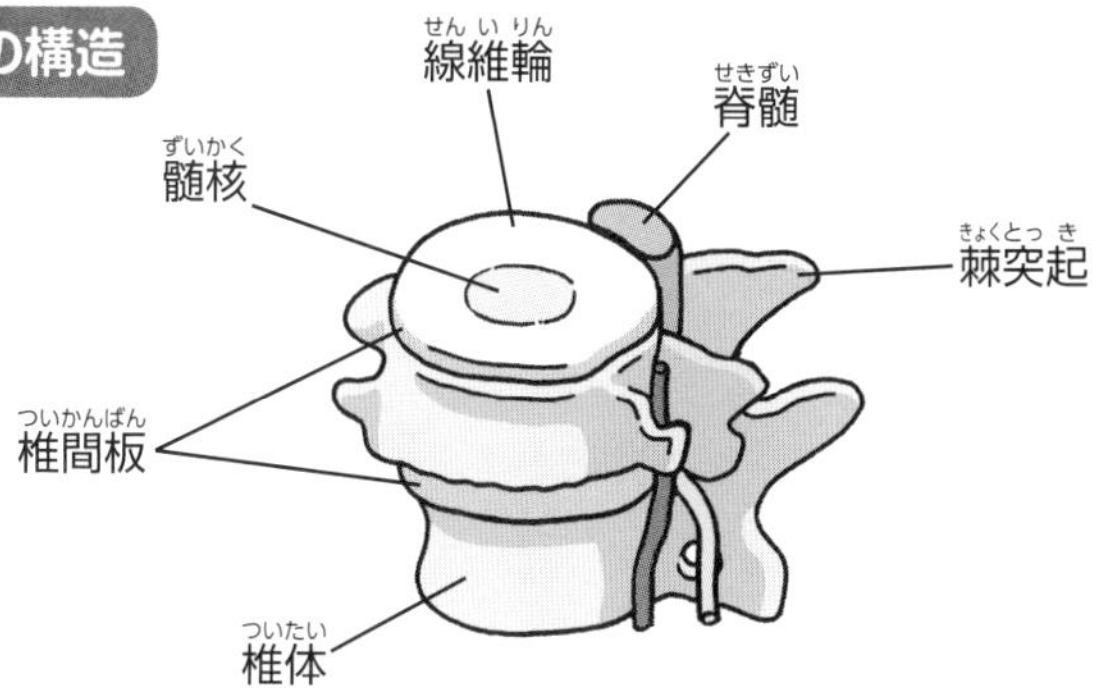


椎間板ヘルニアになると

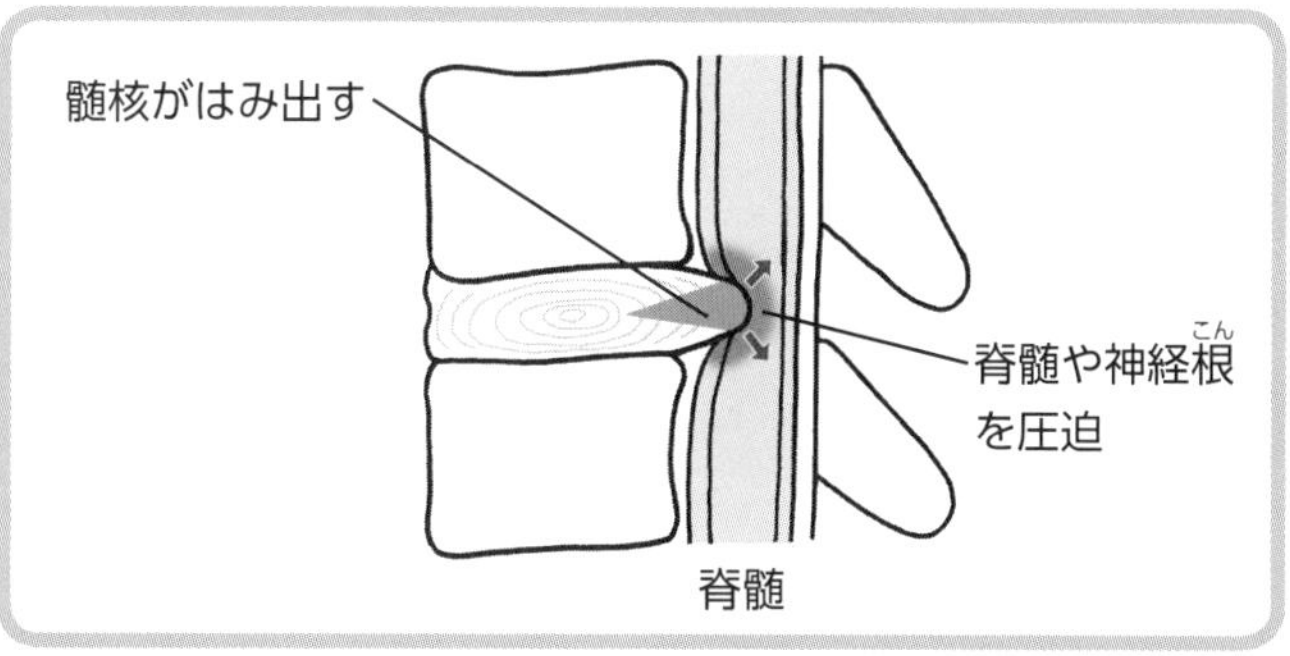


## なりやすい人

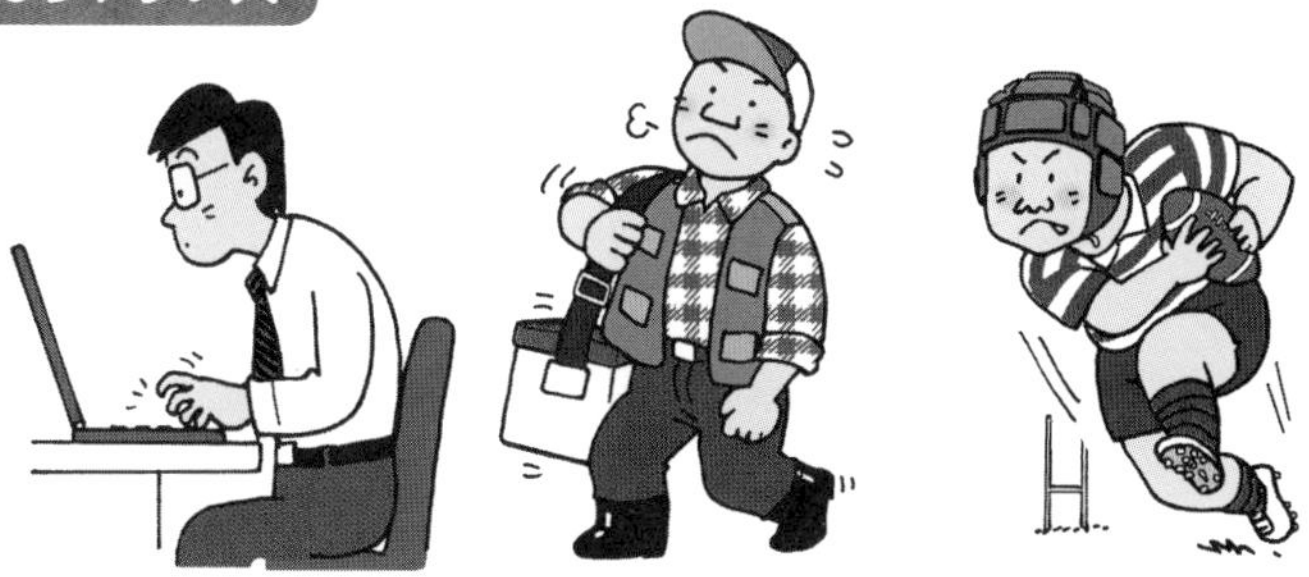

姿勢の悪い人、重い物をよく持つ人、スポーツ選手など。

## 頸椎後縦靭帯骨化症

# 首や肩、上肢に痛みやしびれが出る

### 手だけでなく足に症状が現れることがあり、歩行に支障をきたす

頸椎後縦靭帯《けいついこうじゅうじんたい》は、頸椎を構成する7つの骨の後ろを縦につながっている靭帯で、脊髄《せきずい》の前を走っています。頸椎後縦靭帯骨化症は、頸椎後縦靭帯が通常よりも何倍も厚くなって骨のように固くなり(骨化《こつか》)、背面を通る脊髄を圧迫する病気です。原因は不明で、厚生労働省より難病に指定されています。

頸椎のレントゲンを撮影したときに、たまたま骨化がみつかる無症状のケースも多くみられます。

**症状は脊髄の圧迫によるもの**で(頸椎症性脊髄症＝60ページ参照)、手の軽いしびれから巧緻《こうち》性障害《せいしょうがい》や歩行障害のような重篤なケースもあります。

骨化の幅が大きい場合は、**MRIやCTを用いて脊髄の圧迫の程度を調べます**。圧迫が強くても症状が軽い場合は、転倒や頭部をぶつけるなどの外傷を避けるような生活指導を行い、経過を観察します。

症状が強い場合は、頸髄症に準じ、手術によって脊髄の圧迫を除く手術を考慮します。

## 頚椎後縦靭帯骨化症の病態、主な症状

**病態** 後縦靭帯《こうじゅうじんたい》が硬くなって脊髄《せきずい》を圧迫する。

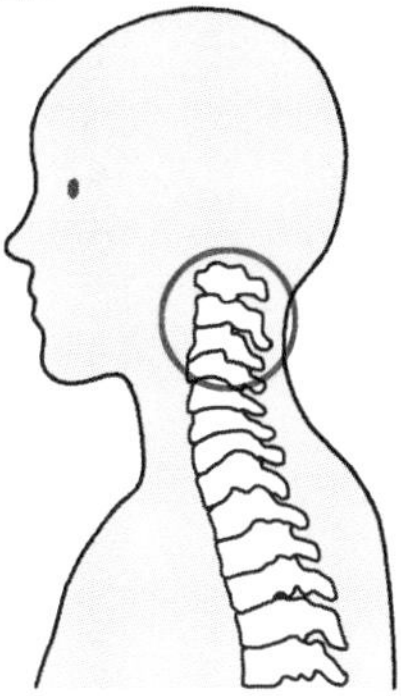

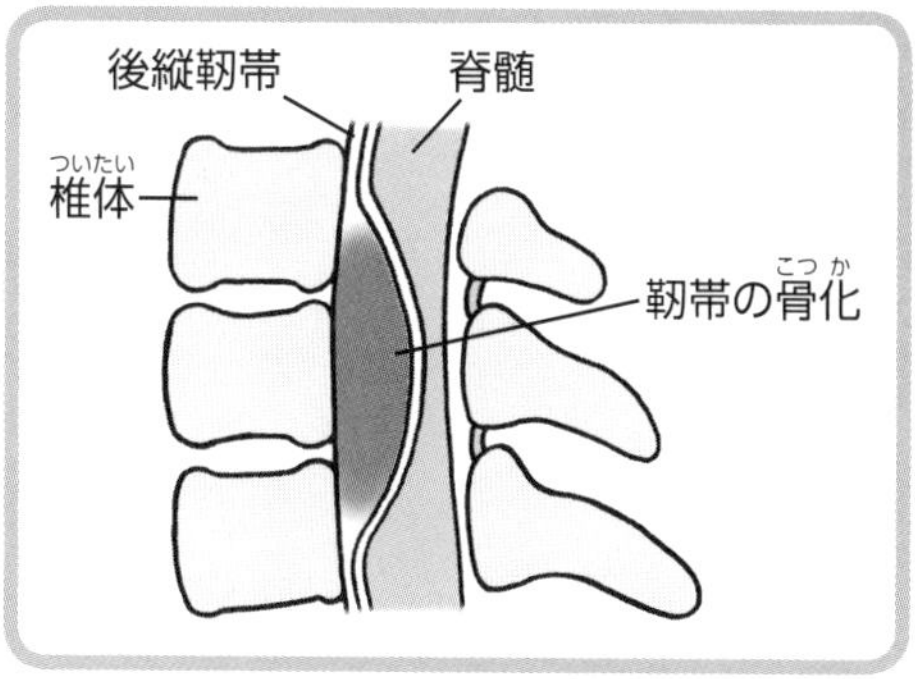


**主な症状**

### 首～手指に痛みやしびれ

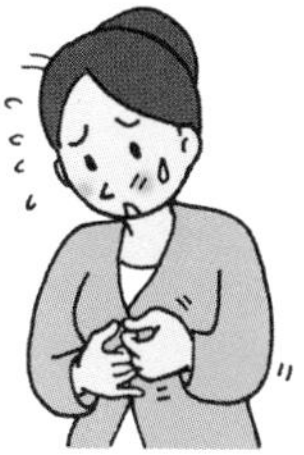

ボタンをうまく留められない。

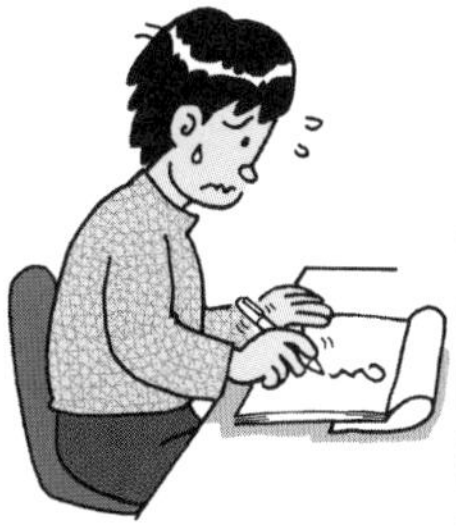

字がふつうに書けない。

### 歩行障害

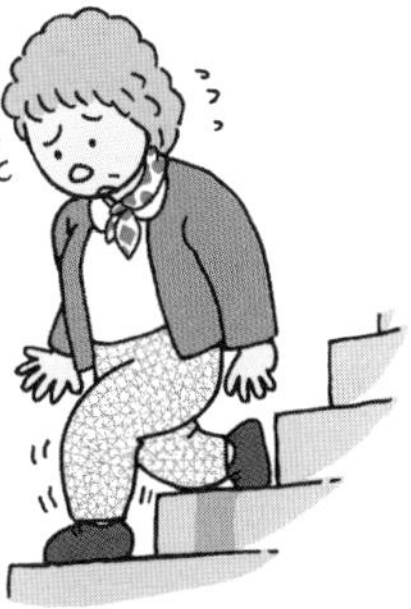

階段の上り下りが困難になる。

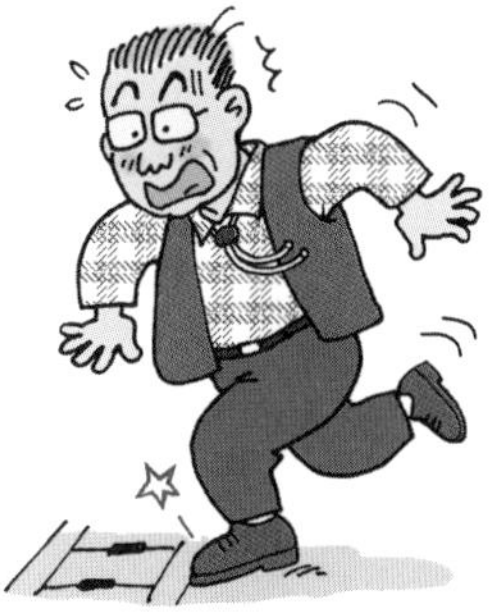

よくつまずく。

その他のしびれ

# 内科的疾患による手のしびれ

**糖尿病が代表的な病気で、手や足にしびれが出る**

内科的疾患によるしびれとしては、糖尿病によるものがよく知られていますが、多発神経炎といって、**両手や両足にしびれが起こることがほとんど**です。

原因として、次の病気があります。

- 糖尿病
- ビタミン$B_{12}$欠乏症
- アルコール多飲
- 薬剤性(抗がん剤など)
- ギラン・バレー症候群

糖尿病では、典型的な場合、**手袋&靴下型といって手先や足先にしびれ**が生じます。頚椎《けいつい》や末梢神経《まっしょうしんけい》のしびれは、その支配する領域にのみしびれが起こるため、しびれの範囲から鑑別が可能です。ギラン・バレー症候群という病気は、多くは感染症のあとにしびれを発症し、その後、四肢の運動麻痺《まひ》が生じますが、**症状が日ごとに変化するのが特徴**です。

PART 2

# 痛み、変形を伴う手の疾患

変形性関節症①

# 変形性関節症は全身の関節に生じる病気

## 変形性関節症は関節が変形し、痛みや腫れ、動きの制限などが生じる

「変形性関節症」という病名を聞いたことがある人も多いと思います。

変形性関節症は、関節を構成している骨と骨との間の軟骨が加齢などによってすり減る病気です。ひざが痛いといえば「変形性膝関節症」、足の付け根が痛いといえば「変形性股関節症」というように、**変形性関節症は、ひじ、ひざ、股関節、肩、手、足など全身にある関節に生じる病気**で、痛みや腫《は》れなどの症状がみられます。長い期間で関節に変形を起こすことから変形性関節症という名称がついています。

変形性関節症の原因は、関節の酷使《こくし》や加齢、生活習慣などが挙げられます。しかし、**中高年層に多く、高齢化社会が進むにつれて増えてきている**ことから、機械的刺激による軟骨の破壊が引き金となり、さらには加齢に伴い関節軟骨がもろくなって、炎症を起こしやすくなることが大きな原因とされています。

最近では、**女性の手の変形性関節症では、更年期での女性ホルモンの減少も関与している**と考えられるようになっています。

# 主な変形性関節症

## 変形性肘関節症

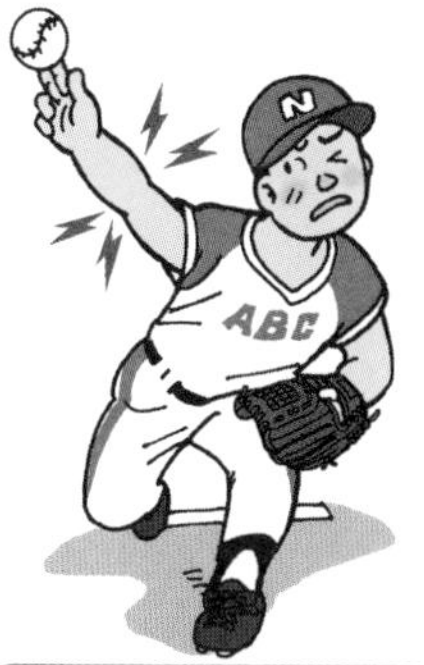



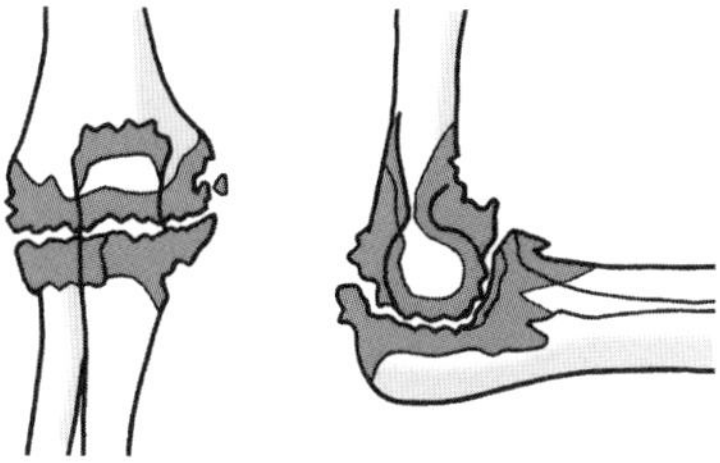

関節面の不具合が起こる。

## 変形性股関節症

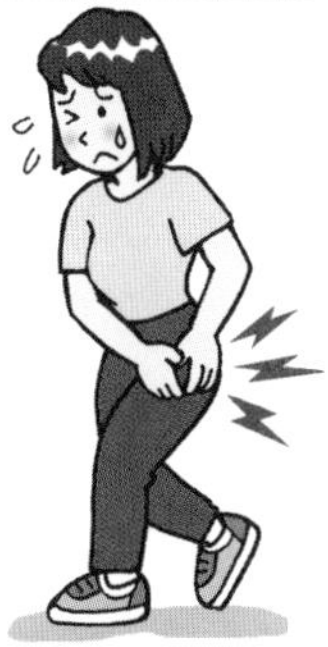

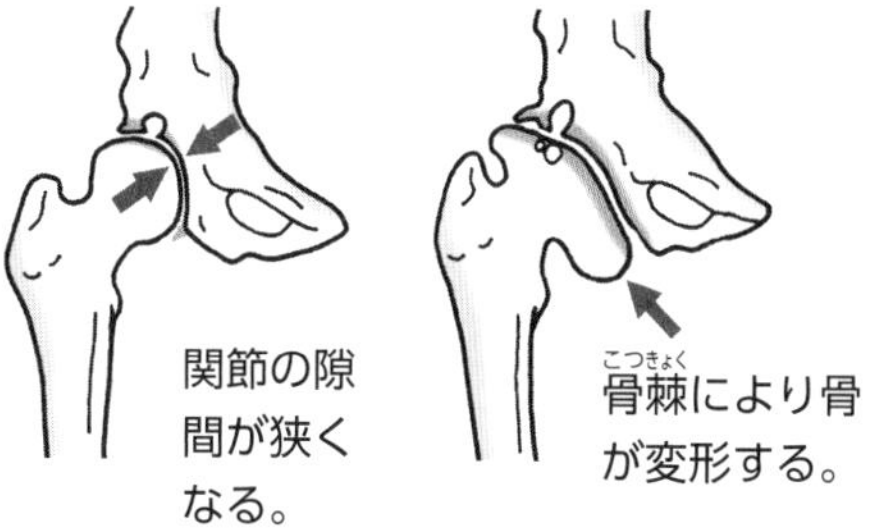



## 変形性膝関節症

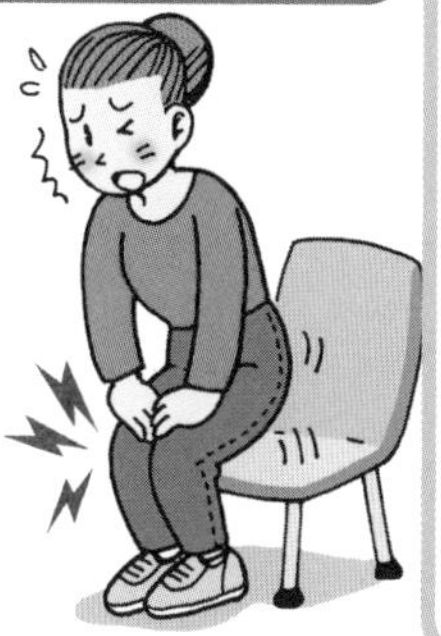

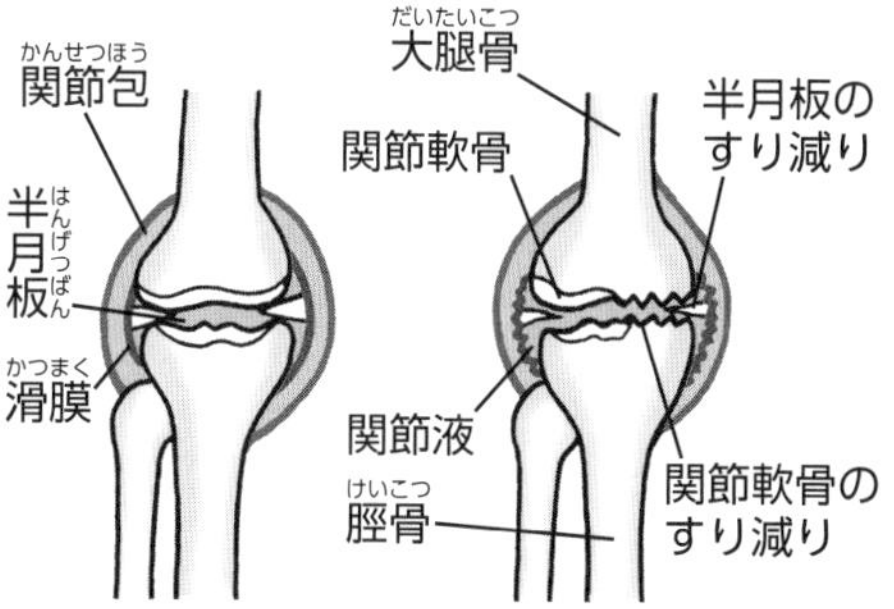



半月板がすり減る。　関節軟骨がすり減る。

変形性関節症②

# 手指に起こる変形性関節症

## ヘバーデン結節、ブシャール結節、母指CM関節症は手の変形性関節症

手指に発症する変形性関節症の代表的な病気には、**ヘバーデン結節、ブシャール結節、母指CM関節症**が挙げられます。

ヘバーデン結節は指のDIP関節(第一関節)、ブシャール結節は指のPIP関節(第二関節)、母指CM関節症は手首に近い母指CM関節に症状が現れます。共通する症状は、痛み、腫《は》れ、指の変形です。

発症原因はそれぞれの病気によって若干異なりますが、**主に加齢、指の酷使《こくし》**などが挙げられます。

ヘバーデン結節やブシャール結節は、しばしば関節リウマチと間違えて診察に訪れる方が多いのですが、レントゲンなどで検査をすれば診断は容易です。母指CM関節症の場合は、レントゲンなどで検査をすれば腱鞘炎《けんしょうえん》や関節リウマチとの区別がつきます。

手の関節症になると、日常生活で物が持てなくなる、指を使うときに痛みがあるなどたいへん不便です。

## 手指に発症する主な変形性関節症

### ヘバーデン結節

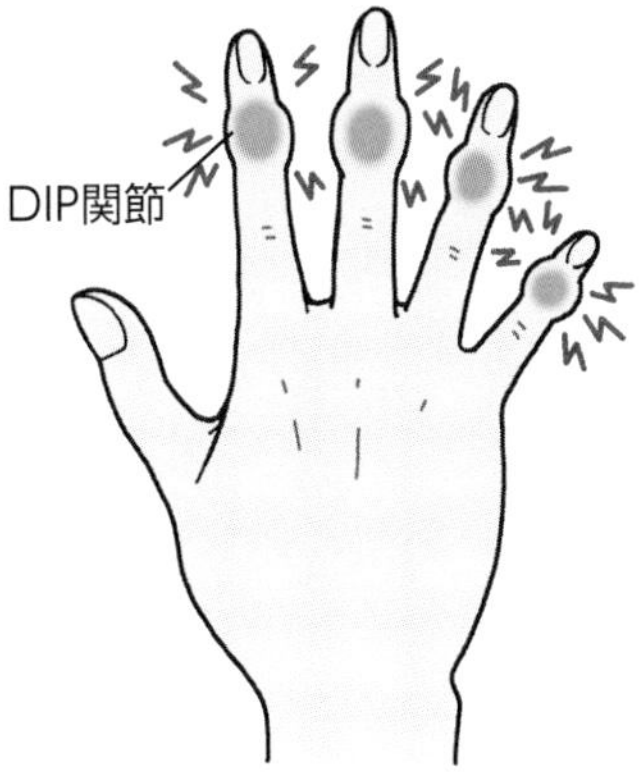


指のDIP関節に痛み、腫《は》れ、変形が起こる。

### ブシャール結節

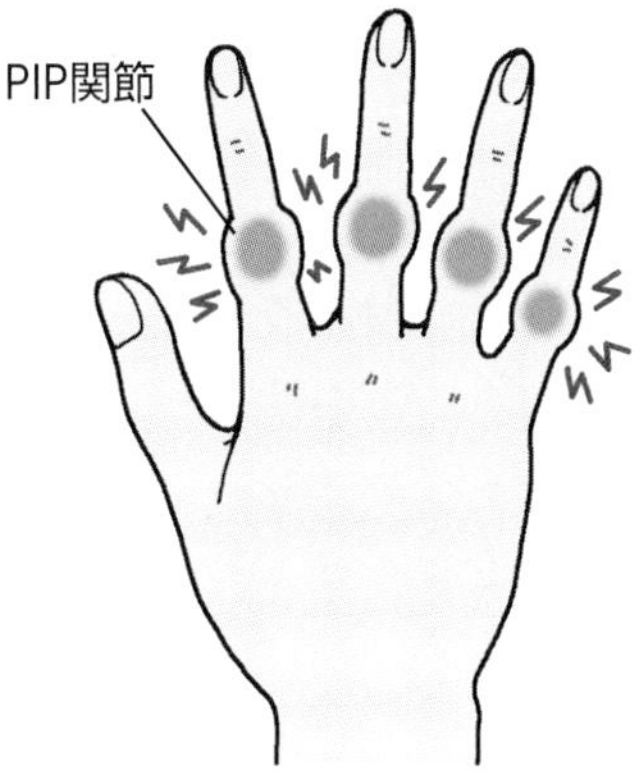


指のPIP関節に痛み、腫れ、変形が起こる。

### 母指CM関節症

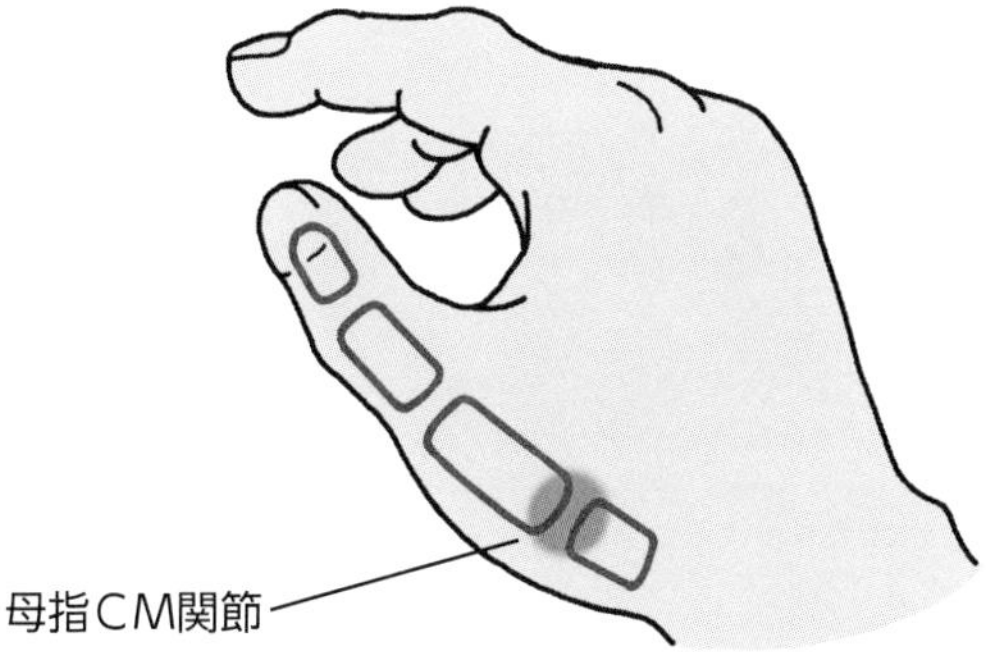


手首に近い母指CM関節に痛みや腫れが起こり、指の関節が変形する。

# 手の変形性関節症はどこに起こるか

## 手指の酷使、加齢、女性ホルモンの影響が主な発症要因

手の変形性関節症の発症要因は、はっきりしたことはわかっていませんが、主として挙げられるのが、**❶手指の酷使《こくし》、❷加齢、❸女性ホルモンの影響**です。

手の変形性関節症は、とくに40代から多くみられるようになり、50代以降、年を重ねるたびに増えていきます。このことは疫学調査でも明らかです。

東京都と和歌山県の平均70歳の約３０００名を対象に手指の変形を調査した大規模な疫学調査では、ＤＩＰ関節(第一関節)の有病率が圧倒的に多く、ＤＩＰ関節の変形は約85％に認められました。また、年齢とともに有病率が高くなり、70歳以上では男女ともにヘバーデン結節をはじめとする手の変形性関節症がほぼ100％に認められました。

また、手の変形性関節症は手をよく使う人に多いとされていますが、調査では利き手に多く発症するという結果は得られませんでした。すべての指に起こりますが、人差し指にやや多かったという結果でした。人種による差もあり、日本人にはとくにＤＩＰ関節の変形が多いこともわかっています。

## 手指の各関節ごとの変形性関節症の有病率

※平均70歳の約3,000名を対象に行われた大規模な疫学調査より。

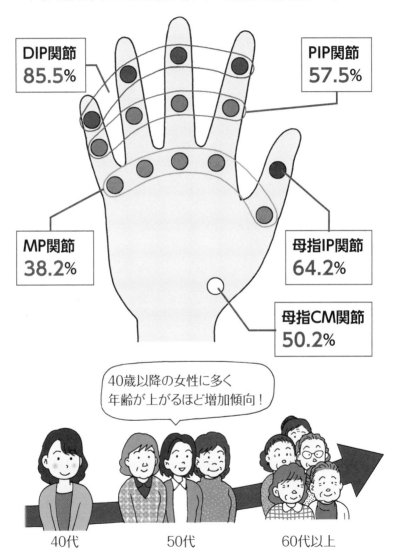

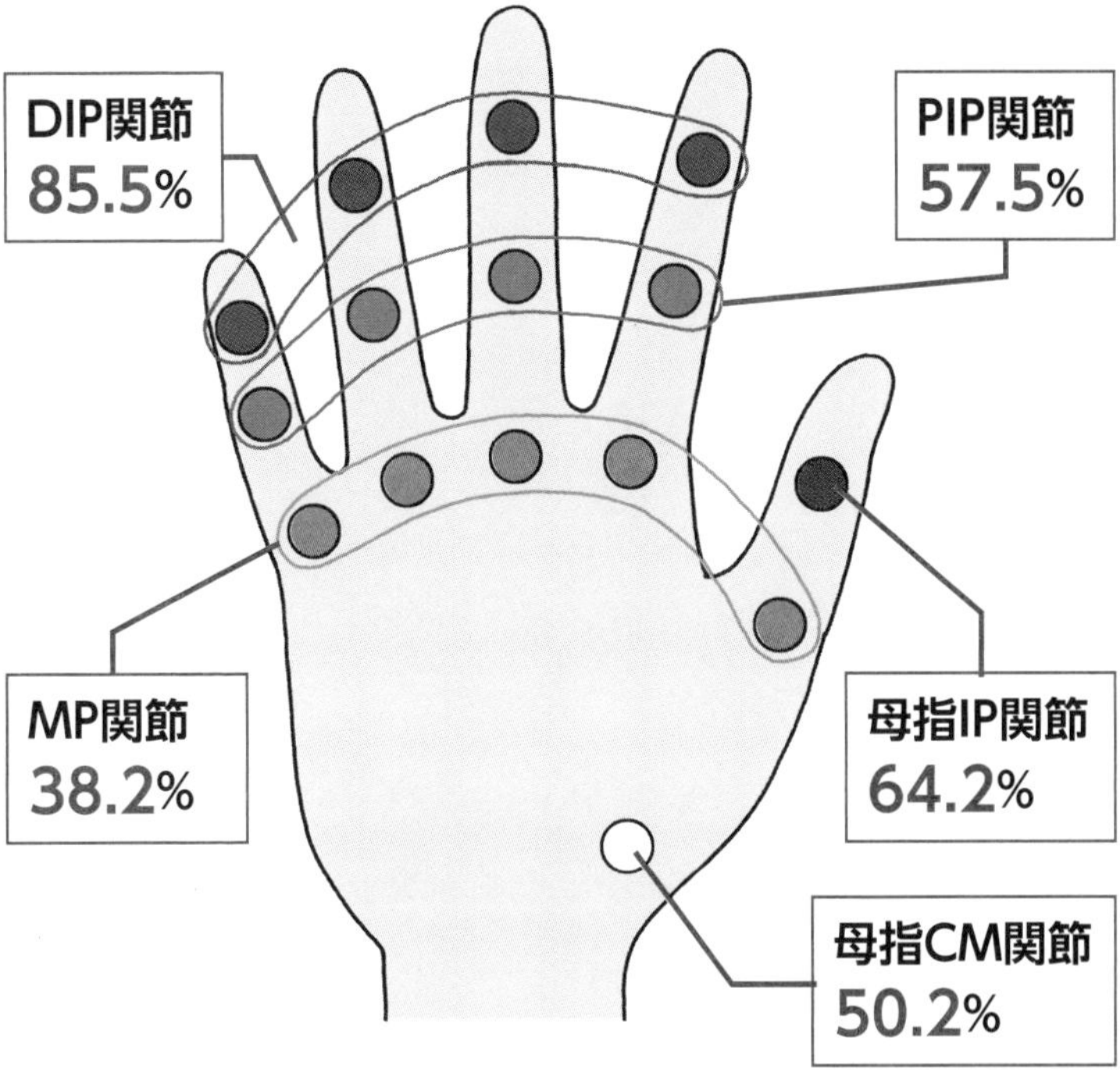

## 変形性関節症④

# 変形性関節症と関節リウマチとの違い

### 症状は似ているが、検査によって関節リウマチとの判別がつく

「触ると痛みが走る。指も変形してきた。関節リウマチではないだろうか」と心配して受診される方がいます。「関節リウマチは指のDIP関節が変形することはありません。PIP関節やMP関節から発症することが多いのですよ」と説明すると、それで安心する人も少なくありません。

関節リウマチは、関節の滑膜《かつまく》が異常に増殖して慢性の炎症を起こす自己免疫《めんえき》疾患で多くの関節に発症します。**朝のこわばり**が初発の症状として現れます。更年期にも朝のこわばりはみられますが、数分ほどで消失することが多いのに対し、**関節リウマチでは1時間以上続くというのが特徴**で、診断基準の項目にもなっています。40代前後の女性に多く、初期の症状は両方の手や足の関節が対称的に腫《は》れます。進行すると、関節に水がたまったり、変形して動かしにくくなったりします。手指では小指側に曲がる**尺側偏位《しゃくそくへんい》**や、**スワンネック変形**や**ボタンホール変形**のような指に特徴的な変形が現れます。

症状が変形性関節症と似ている点はありますが、血液検査をすればすぐに鑑別がつきます。

# ヘバーデン結節と関節リウマチの手指の症状

## ヘバーデン結節

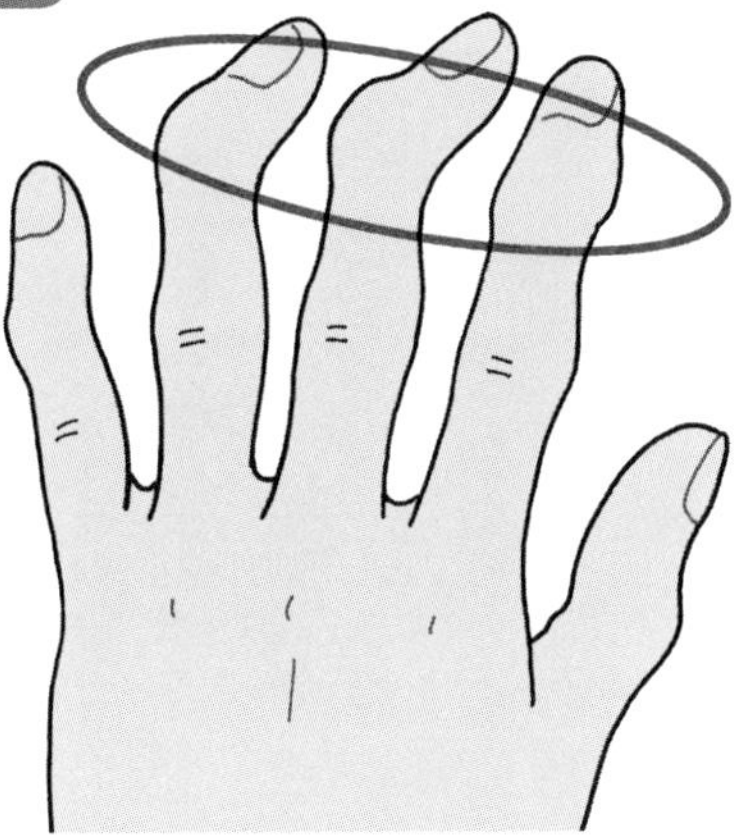

症状は手指の
DIP関節だけ！

## 関節リウマチ

手指だけでなく、全身の
関節に症状が出る。

**スワンネック変形**

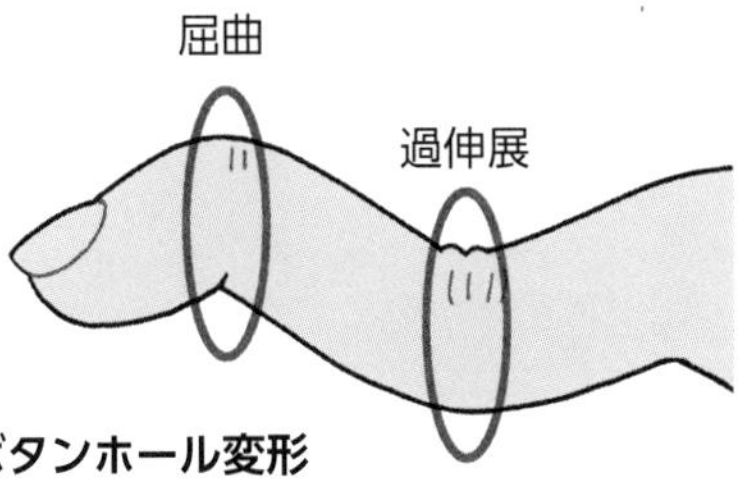


**ボタンホール変形**

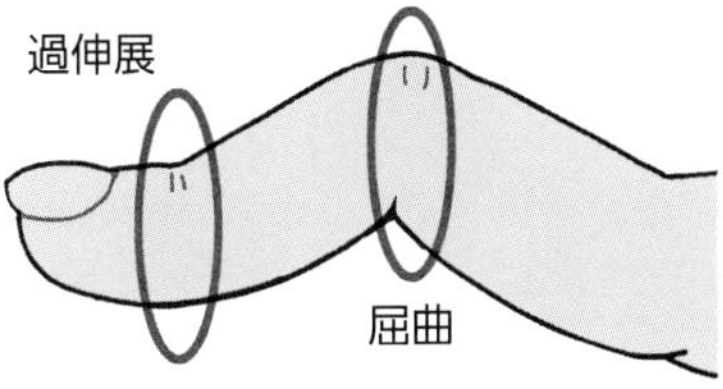


手指に出る典型的な症状がスワンネック変形とボタンホール変形。

**手指の尺《しゃく》側《そく》偏《へん》位《い》**

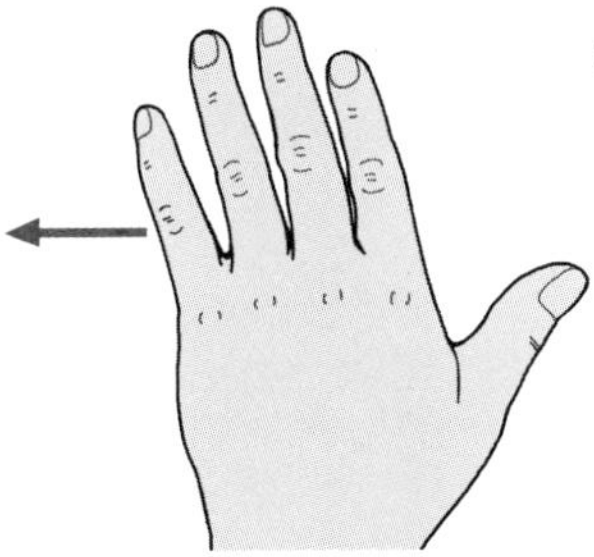

手指が小指側に曲がる。

# 関節リウマチ①

# リウマチは自分自身を攻撃する免疫異常の病気

**関節リウマチは自分を守る免疫システムに異常をきたす病気**

関節リウマチは自己免疫《めんえき》疾患と述べましたが、これは本来は病気から身を守る免疫システムが異常をきたして、**自分自身を自分でないものとして抗体をつくって反応し、自分自身を攻撃するようになって生じる病気**です。

関節リウマチ以外にも、1型糖尿病、全身性エリテマトーデス、バセドウ病、血管炎などが自己免疫疾患です。

関節リウマチの場合は、関節液を出す自身の滑膜《かつまく》にリンパ系の細胞が集まってサイトカインという物質を産生し、関節内に炎症を引き起こして自分の軟骨や骨を破壊します。また、関節症状のほかに、発熱・貧血・全身疲労など全身に影響を及ぼす病気です。

一方、変形性関節症は、関節の表面を覆っている関節軟骨の変性や摩耗《まもう》、関節のまわりをとり巻く関節包《かんせつほう》(関節を包んでいる袋)の中の滑膜《かつまく》からの炎症物質の産生により関節の動きが悪くなります。

**軟骨の摩耗や炎症が生じる関節だけに起こる病気**で、全身病ではありません。

## 関節リウマチの病態「自己免疫疾患」とは

### 正常な免疫システム

体内に細菌やウイルスが入ってきたとき、免《めん》疫《えき》細胞は異物と認識して攻撃する。

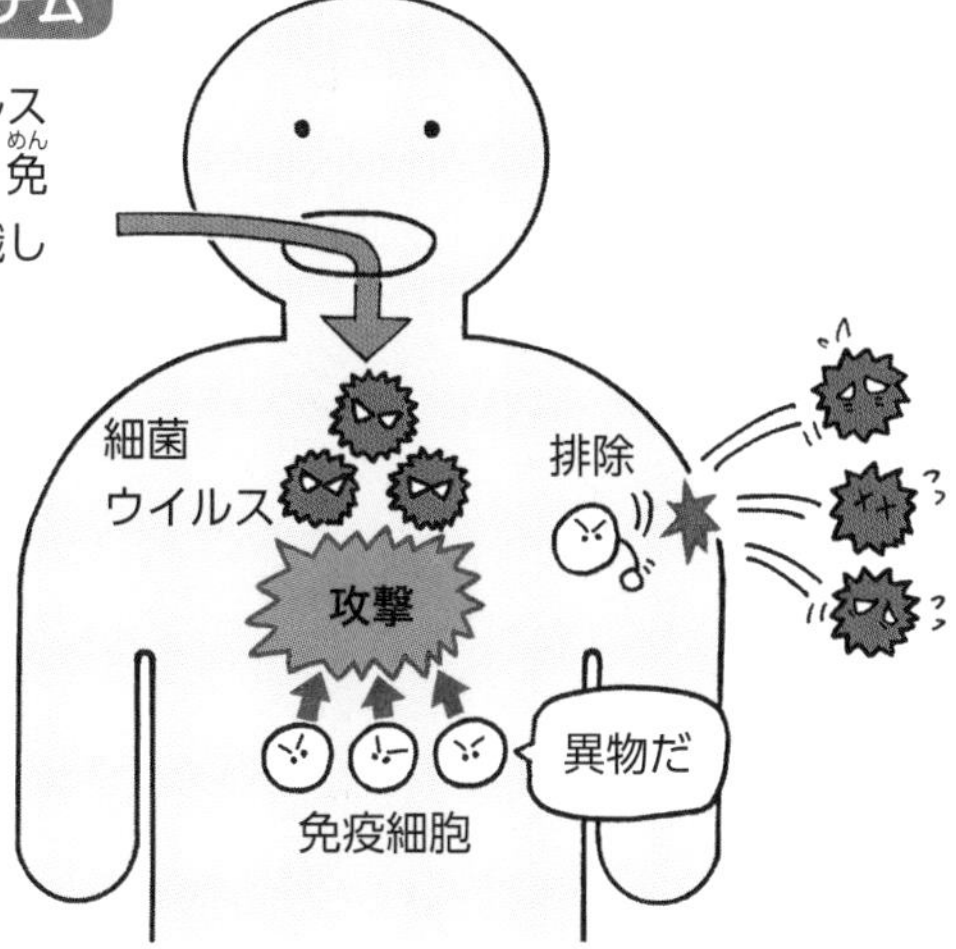


### 異常をきたした免疫システム

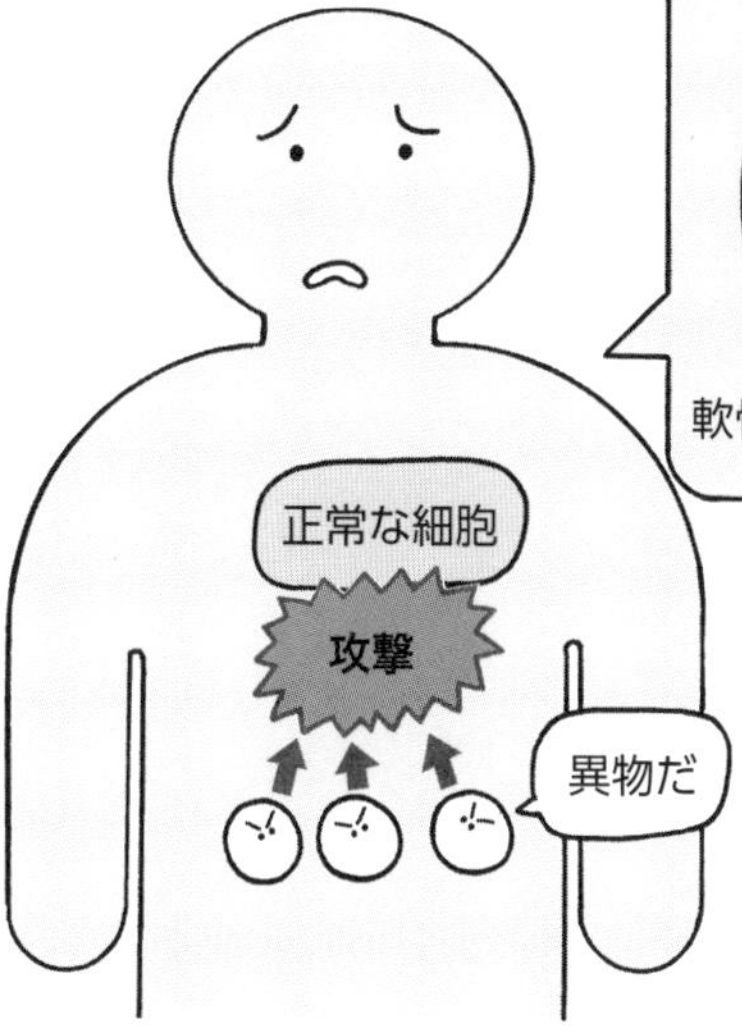


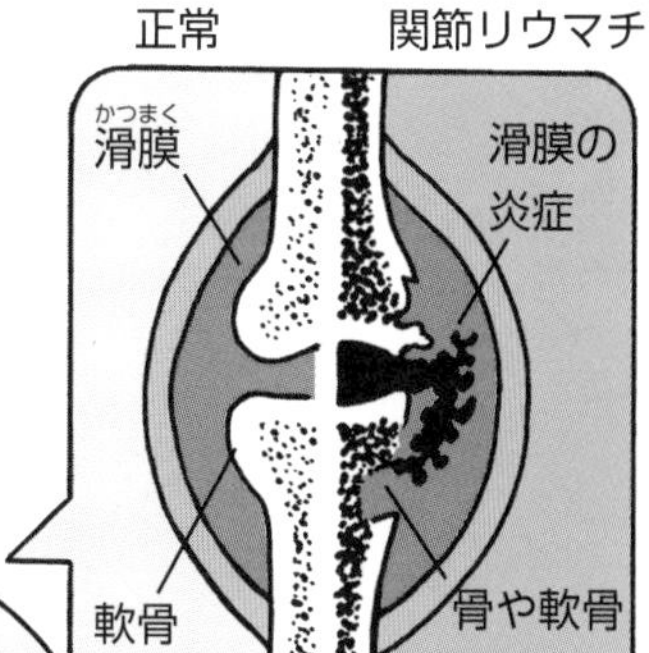


自分の正常な組織を誤って異物と認識してしまい攻撃する。

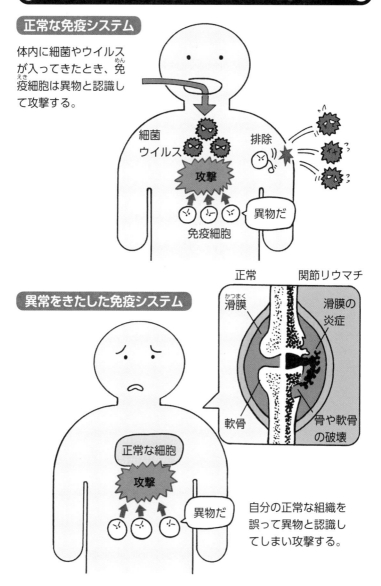

# 手指のPIP・MP関節に症状が出る

## 腫れやこわばりなどの症状は朝起きたときに最も強く現れる

関節リウマチは、両手足の指関節、なかでも**手指のPIP・MP関節や手首に腫《は》れや痛み**が生じます。朝起きたときに関節の動きの悪さが最も強く現れることから、これを「**朝のこわばり**」といいます。

進行すると、膝関節や股関節などにも症状は広がり、関節に水がたまって腫れて痛み、**歩く、立つ、座るといった日常生活の動作が困難**になります。

関節リウマチは関節だけではなく、**脱力感・疲労感・微熱・貧血症状・体重減少・食欲不振**など、全身に症状が現れます。病気の進行には個人差がありますが、症状は軽減したり重症化したりを繰り返しながら進んでいきます。

関節リウマチは、滑膜《かつまく》という組織にリンパ系細胞が集まってサイトカインと呼ばれる破壊物質をつくり出し、炎症を引き起こして自分の関節を破壊していく自己免疫《めんえき》疾患です。

免疫システムを破壊する原因としては、遺伝的要素や細菌・ウイルスが指摘されていますが、はっきりしていません。

## 関節リウマチの主な症状

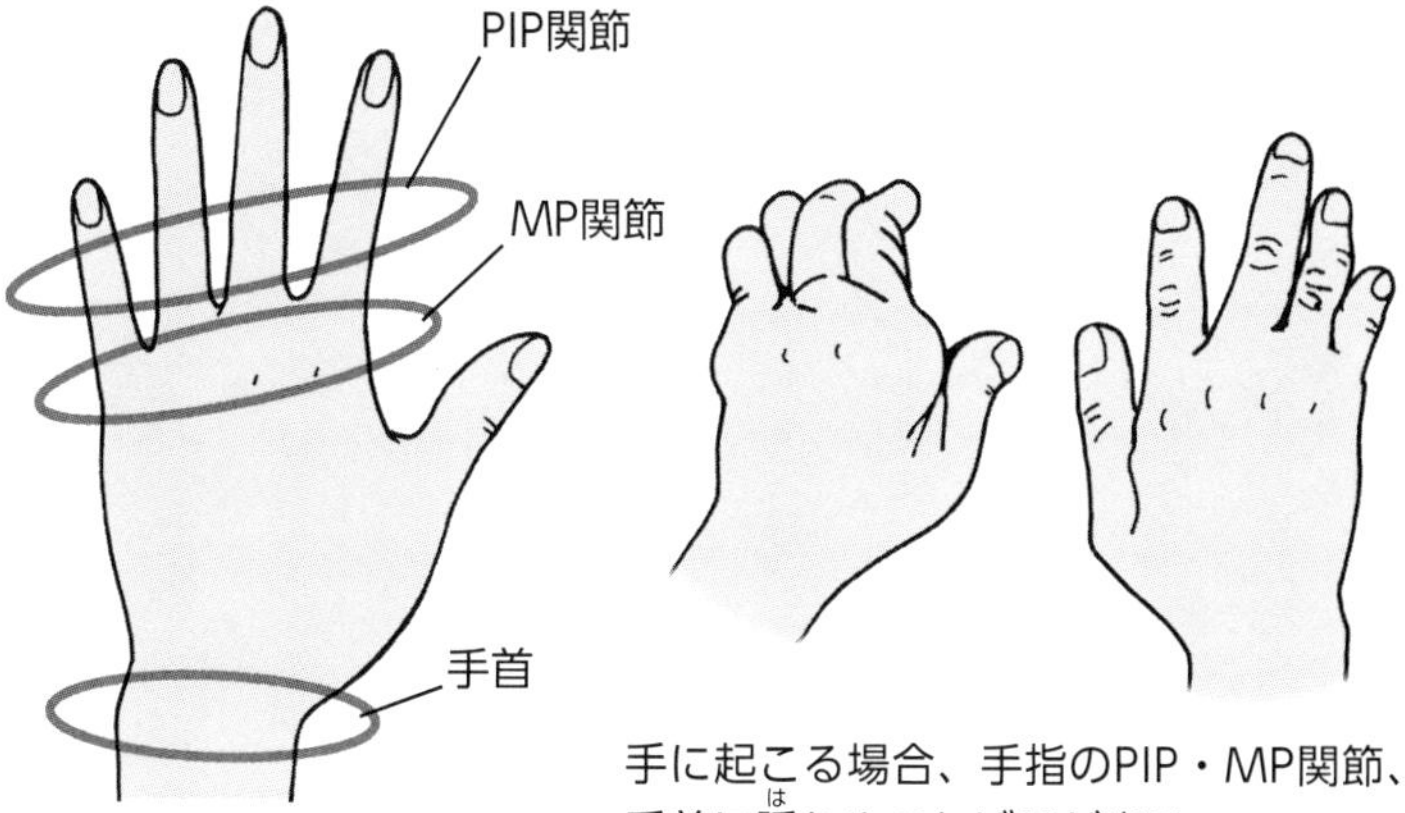


手に起こる場合、手指のPIP・MP関節、手首に腫《は》れやこわばりが出る。

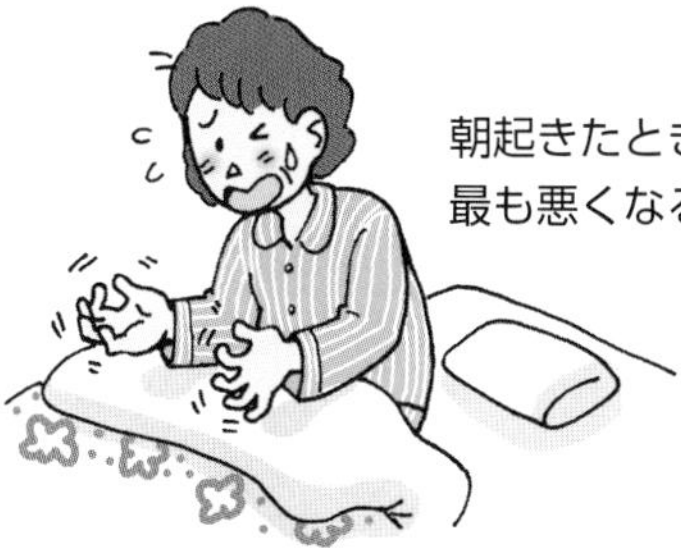

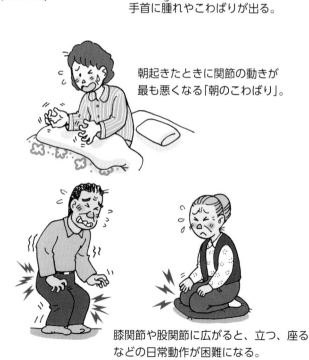

朝起きたときに関節の動きが最も悪くなる「朝のこわばり」。

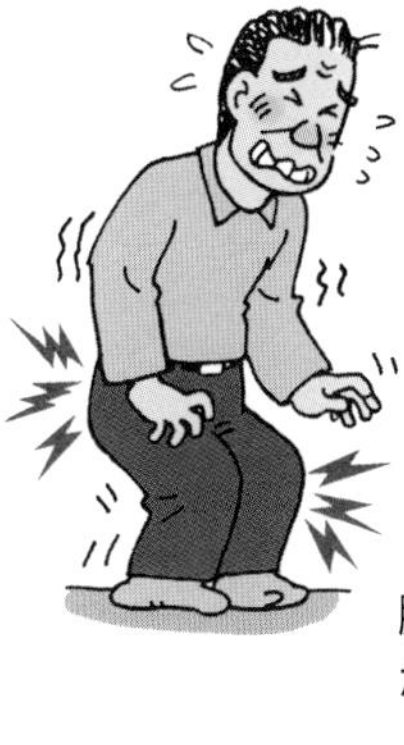

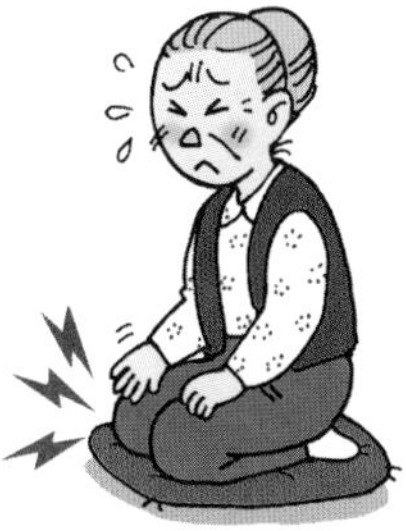

膝関節や股関節に広がると、立つ、座るなどの日常動作が困難になる。

関節リウマチ③

# 治療は薬物療法と理学療法が基本になる

関節の破壊が起こる前に薬などで症状をコントロールする

関節リウマチの診断は、血液検査でのリウマチ因子や抗CCP抗体というリウマチ特有の抗体の有無、CRPという炎症反応の値を用いて行います。米国リウマチ学会の基準が日本でも用いられています。7項目のうち4項目以上該当した場合に、関節リウマチと診断します（左ページ参照）。

治療は**薬物療法が基本**です。治療薬としては、抗リウマチ薬、非ステロイド性抗炎症薬を基本に、ステロイド薬・免疫《めんえき》抑制薬・生物学的製剤が用いられます。リウマチは、生物学的製剤の登場により、以前に比べ治る病気になってきました。**関節の破壊が起こる前にしっかりと症状をコントロールすることが最も重要**で、コントロールがよければ治る病気となってきています。

内服だけではなく、関節内注射を行うこともあります。関節の動きをよくするリハビリや理学療法、矯正器具による保存療法を行うこともあります。関節の破壊が進行してしまった場合は、手術が必要になることもあります。

**生活面では安静と保温が大事**です。関節の腫《は》れや痛みが強いときは、装具で関節を固定し、安静を保ちます。睡眠を十分にとり、疲れたときは昼寝をして全身の消耗を防ぎます。関節が冷えると痛みは強くなるので、長そで長ズボンで防寒を心がけます。

## 関節リウマチの診断基準

### 米国リウマチ学会の診断基準

| | |
|---|---|
| 1 | 1時間以上続く朝のこわばり |
| 2 | 3か所以上の関節炎 |
| 3 | 手の関節炎 |
| 4 | 対称性関節炎 |
| 5 | リウマトイド結節<br>(ひじなどにできるこぶ) |
| 6 | 血清リウマトイド因子(血液検査) |
| 7 | X線写真上の変化 |

※以上の7項目の基準が日本でも用いられている。

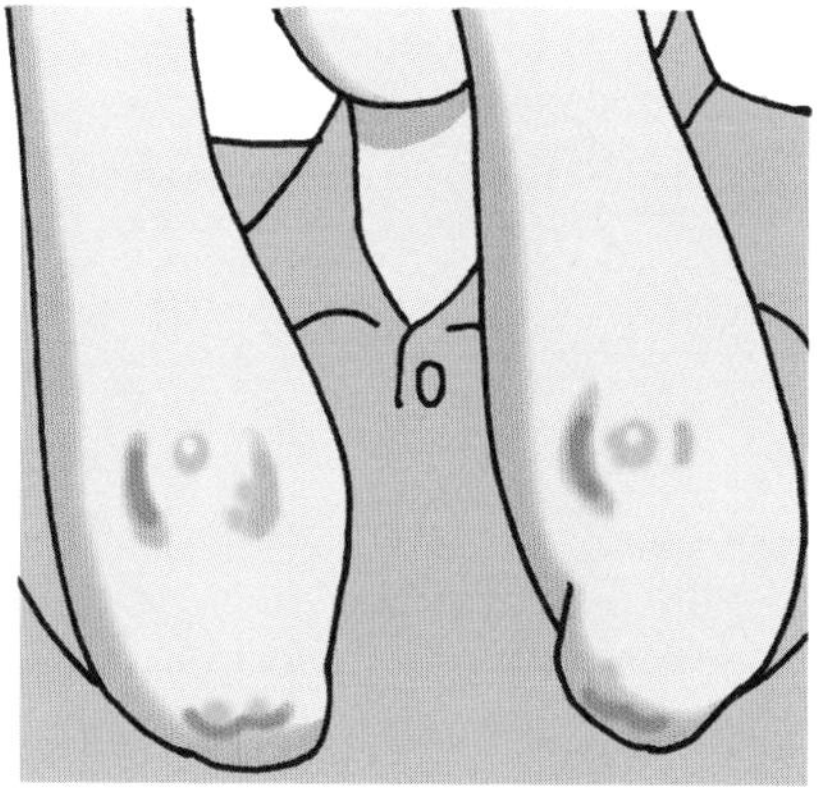

リウマトイド結節

ヘバーデン結節①

# 指のDIP関節が腫れて変形する

## 手指の痛み、腫れ、関節の両側のこぶ、指関節の変形が主な症状

最近、「指のDIP関節（第一関節）付近が腫《は》れて痛い」「人差し指の両側にこぶができた」「人差し指がDIP関節から内側に曲がってきた」などを訴え、来院される中高年の女性が増えています。このような症状がみられる方は、ヘバーデン結節の可能性があります。

ヘバーデン結節の主症状は、**DIP関節の痛み、腫れ、関節の両側のこぶ、指関節の変形**などですが、なかには痛みが出ずに変形のみで進行する場合もあります。腱鞘炎《けんしょうえん》などの症状で受診される40～50代の患者さんの手指を触ってみると、「関節がごつごつしている」「指が太くなってきた」という場合があります。はじめはレントゲンでも異常はみられません。しかし、時間とともにヘバーデン結節の症状が現れ、じつはごく初期のヘバーデン結節だったというようなケースがあります。

このように、ある程度進行してから症状が出るものを含めると、**中高年者のヘバーデン結節罹《り》患率《かんりつ》は70～80%、あるいはそれ以上**かもしれません。

## ヘバーデン結節の主な症状

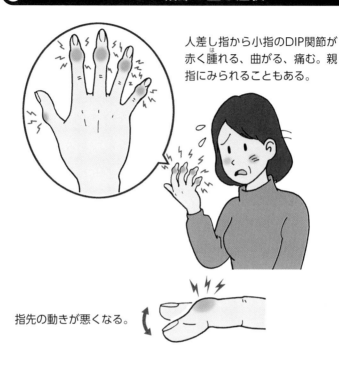

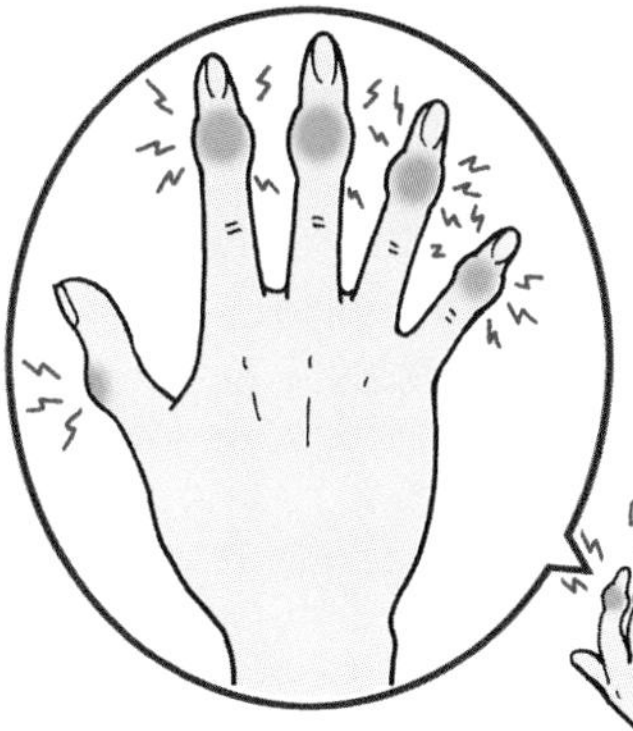

人差し指から小指のDIP関節が赤く腫《は》れる、曲がる、痛む。親指にみられることもある。

指先の動きが悪くなる。

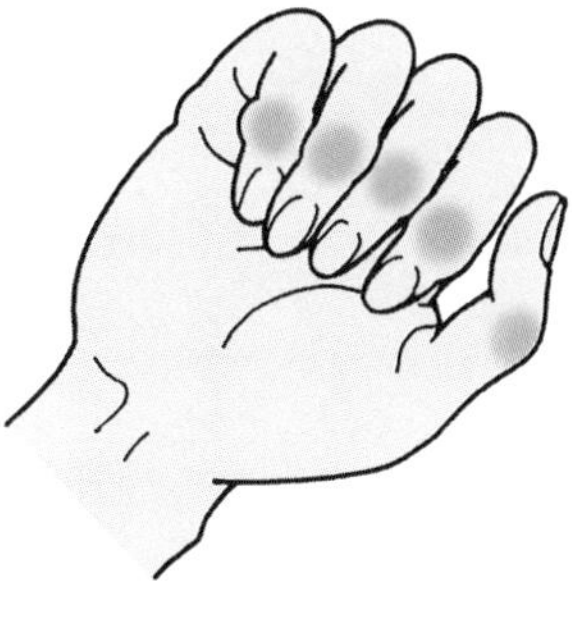

指を曲げると痛いため、強く握ることが困難になる。

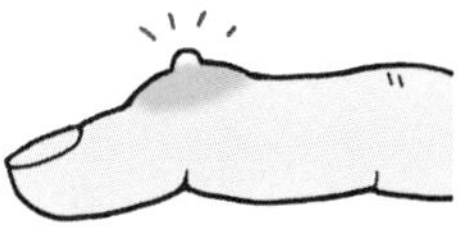

水ぶくれのような半透明な膨らみができる(粘液嚢腫《のうしゅ》=ミューカスシスト)。

# ヘバーデン結節はこのように進行する

## 初期の段階ではレントゲンでも異常はみられない。

ヘバーデン結節の原因は、加齢による関節軟骨の破壊です。初期にはレントゲンを撮影しても異常はみられず、関節の両側などにこぶができるなど進行してくるとレントゲンでも異常が確認できます。一般的に、症状は次のように進行します。

❶DIP関節が腫《は》れて、炊事、洗濯などの家事をするときに痛い(この時期はレントゲンでは異常はみられない)。

❷関節の両側、あるいは甲側にこぶができ、押すと痛い。骨のとげ(骨棘《こつきょく》)ができたり、関節の隙間が狭くなったりすることがレントゲンで確認できる。DIP関節の背面に水ぶくれができることもある。

❸関節が徐々に曲がってきて、動きも悪くなる(レントゲンでも変形が強くなる)。

❹指の変形は徐々に進行してくるが、痛みは落ち着いてくる。

整形外科を受診するのは、❶の痛みがある時期や、❷や❸の変形が気になったときや水ぶくれができたときに多くみられます。

## ヘバーデン結節の進行過程

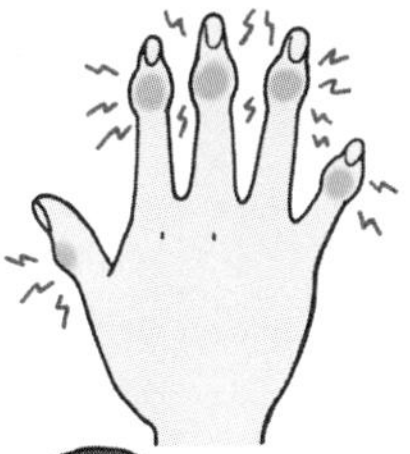

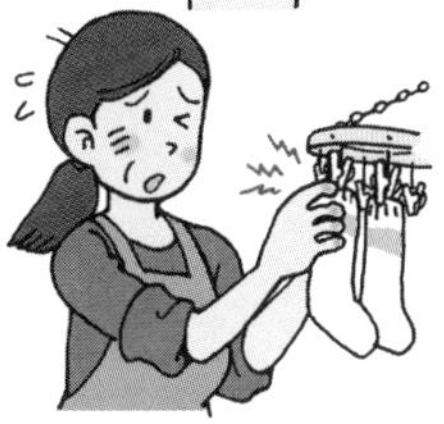

❶DIP関節が腫《は》れ、家事などのときに痛い。

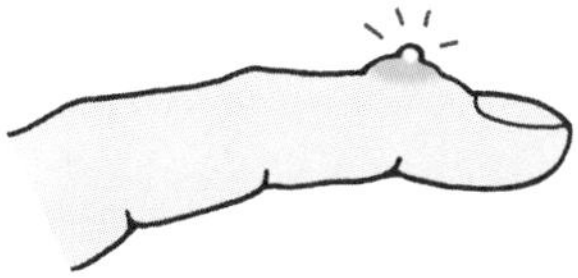

❷関節の両側、甲側にこぶができて押すと痛い。DIP関節の背面に水ぶくれができることもある。

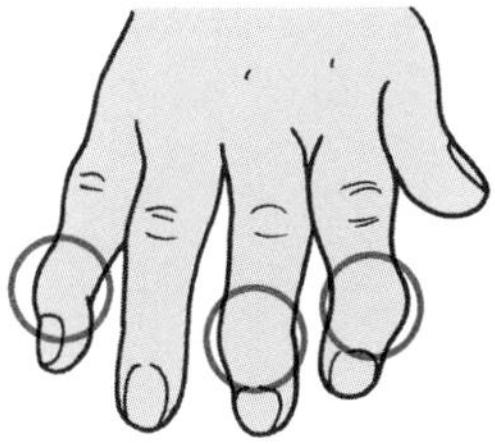

❸関節が曲がってきて、動きも悪くなる。

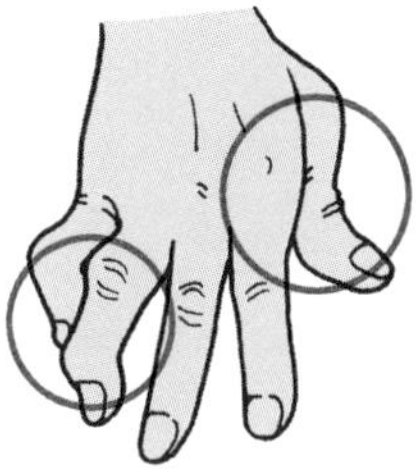

❹指の変形は徐々に進行してくるが、痛みは落ち着いてくる。

# こぶや水ぶくれなどの症状も現れる

## ミューカスシストはヘバーデン結節で特徴的にみられる症状

ヘバーデン結節の気になる症状としては、DIP関節の**背側にできる結節（こぶ）**と、**背側にできる水ぶくれ、ミューカスシスト（粘液嚢腫《ねんえきのうしゅ》）**があります。

結節は、伸筋腱《しんきんけん》（手指を伸ばす腱）や側副靭帯《そくふくじんたい》が、その付着部で骨のとげを形成して硬くなり、こぶのようになったものです。圧迫により痛みがあり、**鉛筆や箸を持ったときなどに痛みます。**また、関節軟骨が摩耗《まもう》して関節の隙間が狭くなり、動きも悪くなります。徐々に関節を包んでいる関節包《かんせつほう》が収縮し、また側副靭帯も短縮するため、変形は固定され、関節の動きが悪くなってきます。

ミューカスシストは、**水ぶくれのような透き通った袋状のできもの**です。ヘバーデン結節に特徴的にみられる症状で、中には粘液が詰まっています。関節の変形に伴ってできたもので、ミューカスシストが大きくなると爪に影響を与え、爪の変形が起きることもあります。手首によくみられるガングリオン（138ページ参照）と似たできものです。

## ヘバーデン結節その他の症状

### DIP関節両側面の腫れ

DIP関節の背部や両側に
こぶができる。

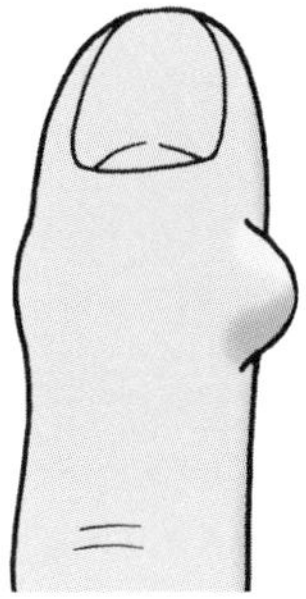

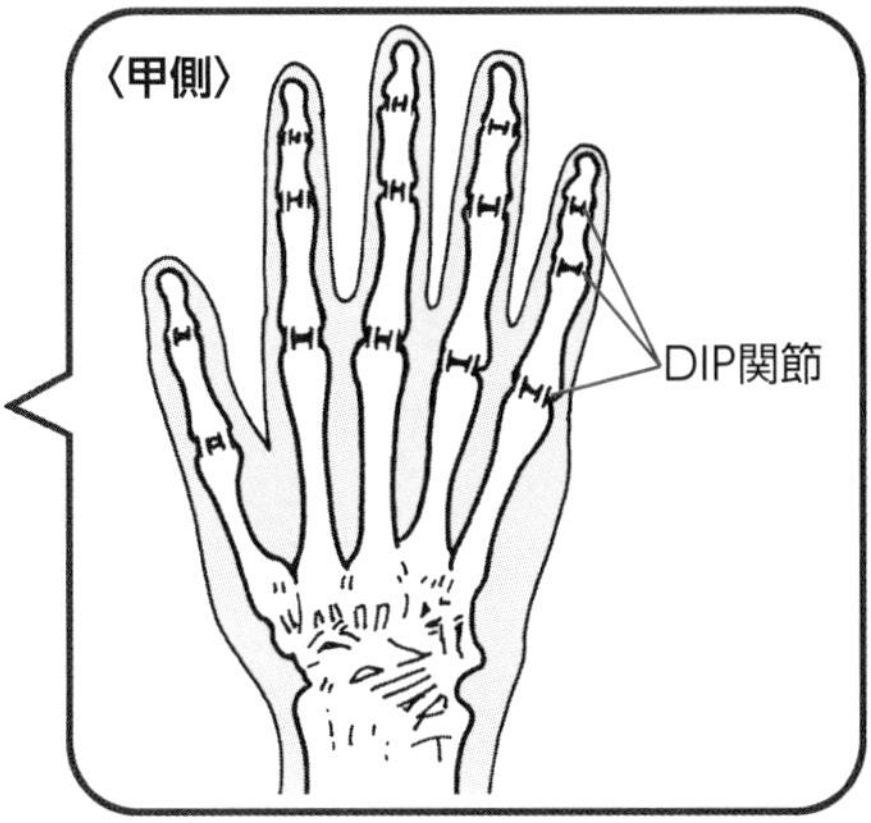


### ミューカスシスト（粘液嚢《のうしゅ》腫）

DIP関節の上にできる水ぶくれ。

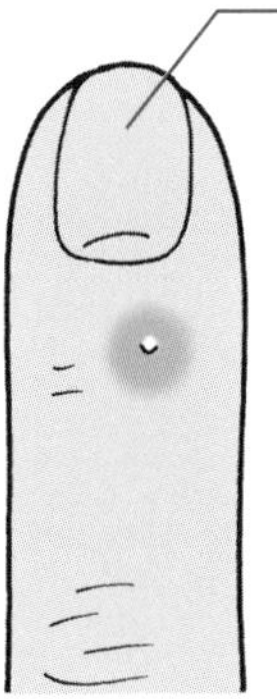
爪の変形がみられる
こともある


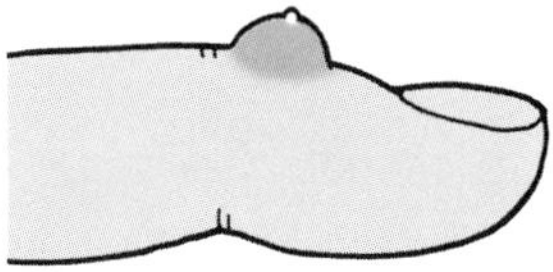
中には粘液が
詰まっている

## ヘバーデン結節④

# 中高年の女性に多いのはなぜ?

### 女性ホルモンの急激な変化が関係している

手の変形性関節症、なかでもヘバーデン結節やブシャール結節（110ページ参照）は、中高年の女性に多くみられます。これは、**女性ホルモンが関係している**と考えられます。

中高年の女性は閉経を挟んで更年期に当たり、女性ホルモン（エストロゲン）が大きく変動します。更年期の頃から卵巣《らんそう》の機能は低下し、エストロゲンの分泌量が減ってきます。閉経後の60歳頃には、エストロゲンは卵巣からではなく脂肪からわずかにつくられるだけになり、10歳の頃のホルモン濃度とほぼ同じになるといわれます。

更年期の女性には、次のような症状がみられます。

- 頭痛、めまい、うつ症状、不眠
- ほてり、冷え、食欲低下
- 皮膚の乾燥や発汗

このような**エストロゲンの分泌量の急激な変化が、エストロゲンの受容体がある手指の関節に影響を与え、ヘバーデン結節を発症させる**とされています。

## 女性ホルモンとヘバーデン結節の関連性

エストロゲンなどの女性ホルモンの分泌量は、更年期を迎えると急激に減少する。ヘバーデン結節はこの時期に発症するケースが多い。

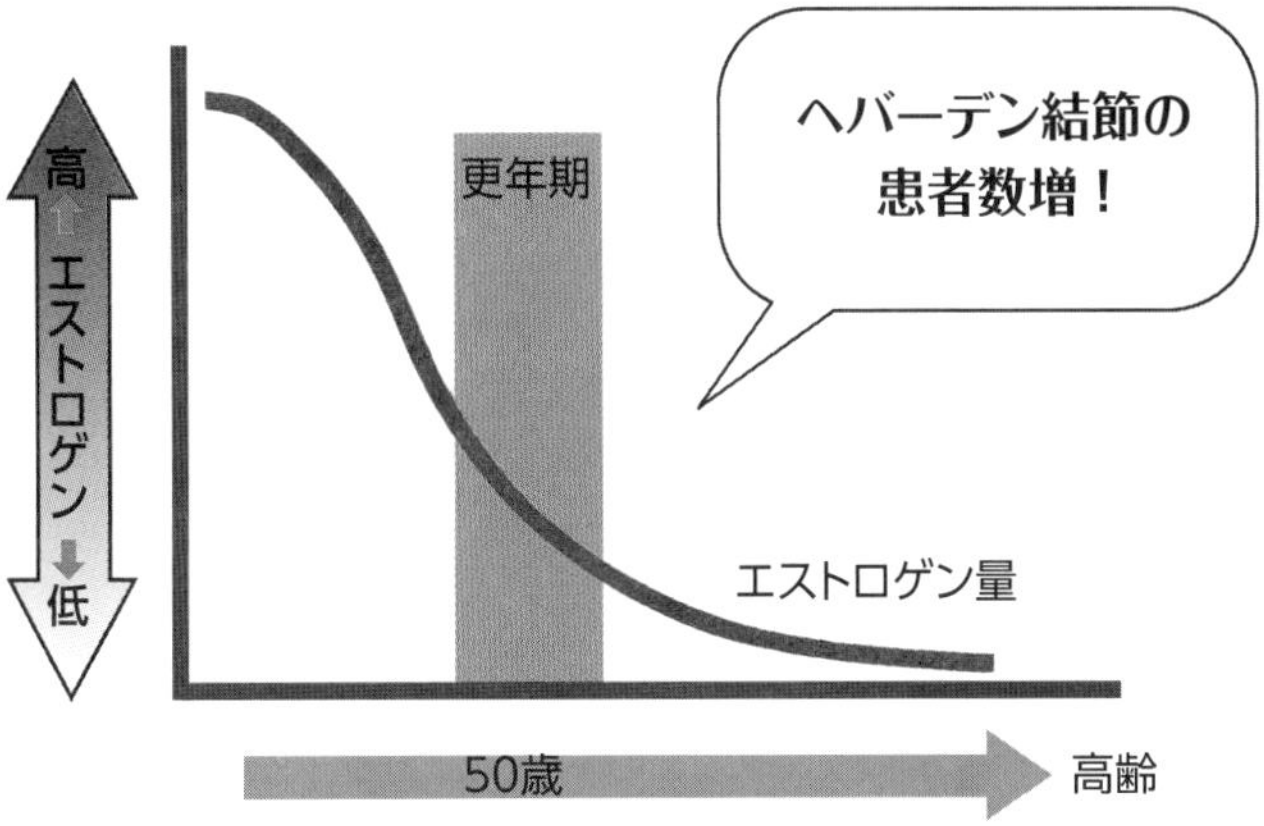


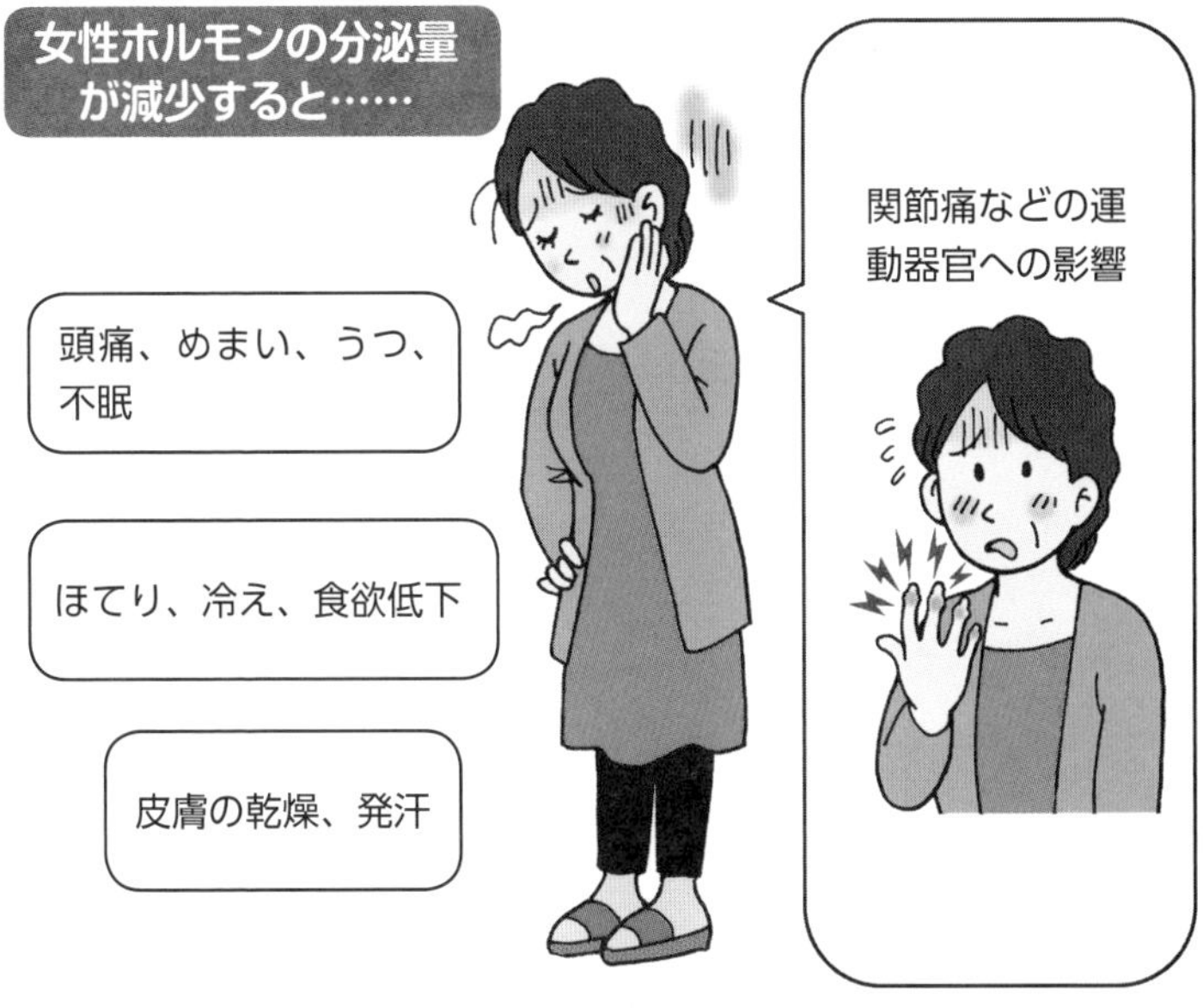
女性ホルモンの分泌量が減少すると……
頭痛、めまい、うつ、不眠
ほてり、冷え、食欲低下
皮膚の乾燥、発汗
関節痛などの運動器官への影響

# 問診で痛みの程度を聞き触診でチェックする

## 変形が高度でも自然に痛みがなくなることもある

受診する動機としては、**DIP関節の腫《は》れ、変形、痛みの順に訴えが多い**ので、最初にこれらの症状について聞き、触診によりチェックします。

DIP関節の痛みは個人差が大きく、あまり痛みを感じない人もいれば、ちょっと触れただけで強い痛みを感じる人もいます。しかし、手指の変形性関節症の重症度と痛みの関係を考えると、左図のように、**重症度が増すにつれて痛みが強くなる**ことがわかります。

ただし、変形が高度な場合でも、十数年経過して痛みがなくなることがよくあります。これを**セルフリミッティング**といいます。

炎症が強くなって関節に痛みが出て、指が腫れるなどの症状が出ても、その後は症状が出たり出なかったりしながら進行していきます。

実際の外来で、高齢の方の指の変形をみつけてお話を聞くこともありますが、痛みがないケースもよく経験します。患者さんにも、「時間の経過で自然に痛みがとれることはよくあります」と話すと安心されます。

PART 2 痛み、変形を伴う手の疾患

## 痛みと重症度の関係、痛みの原因

### 手の変形性関節症の重症度と痛みの関係

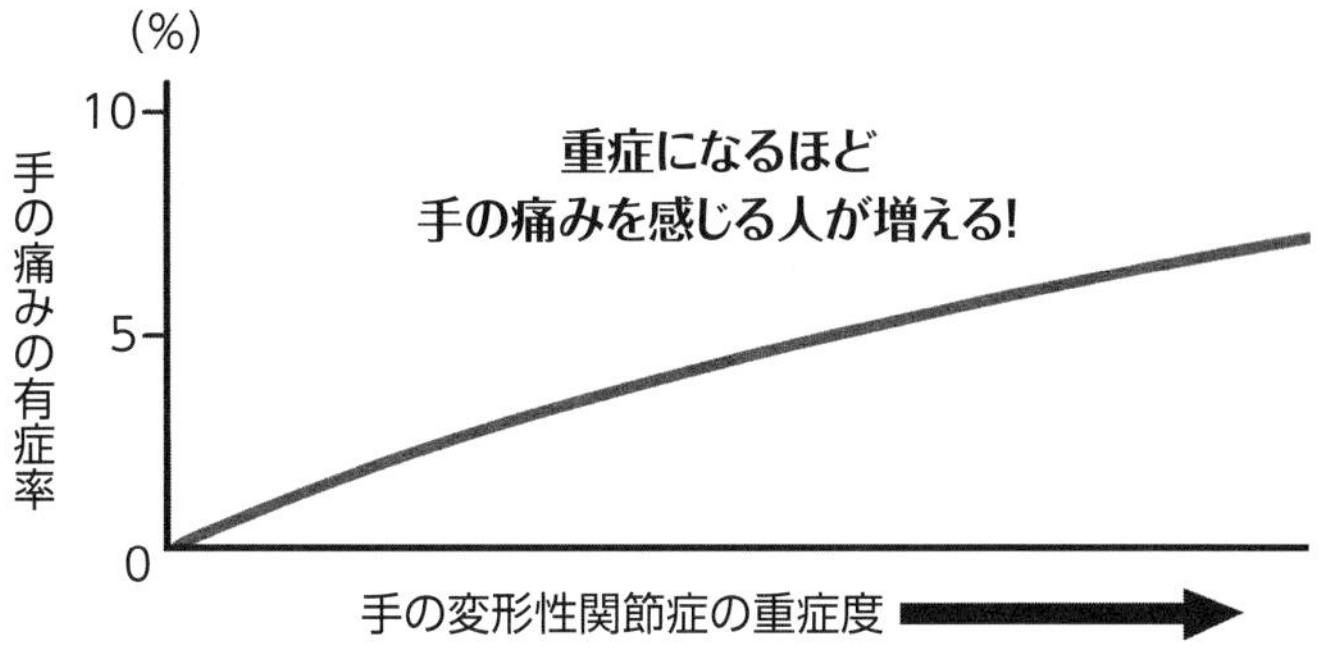


### 関節が痛む原因

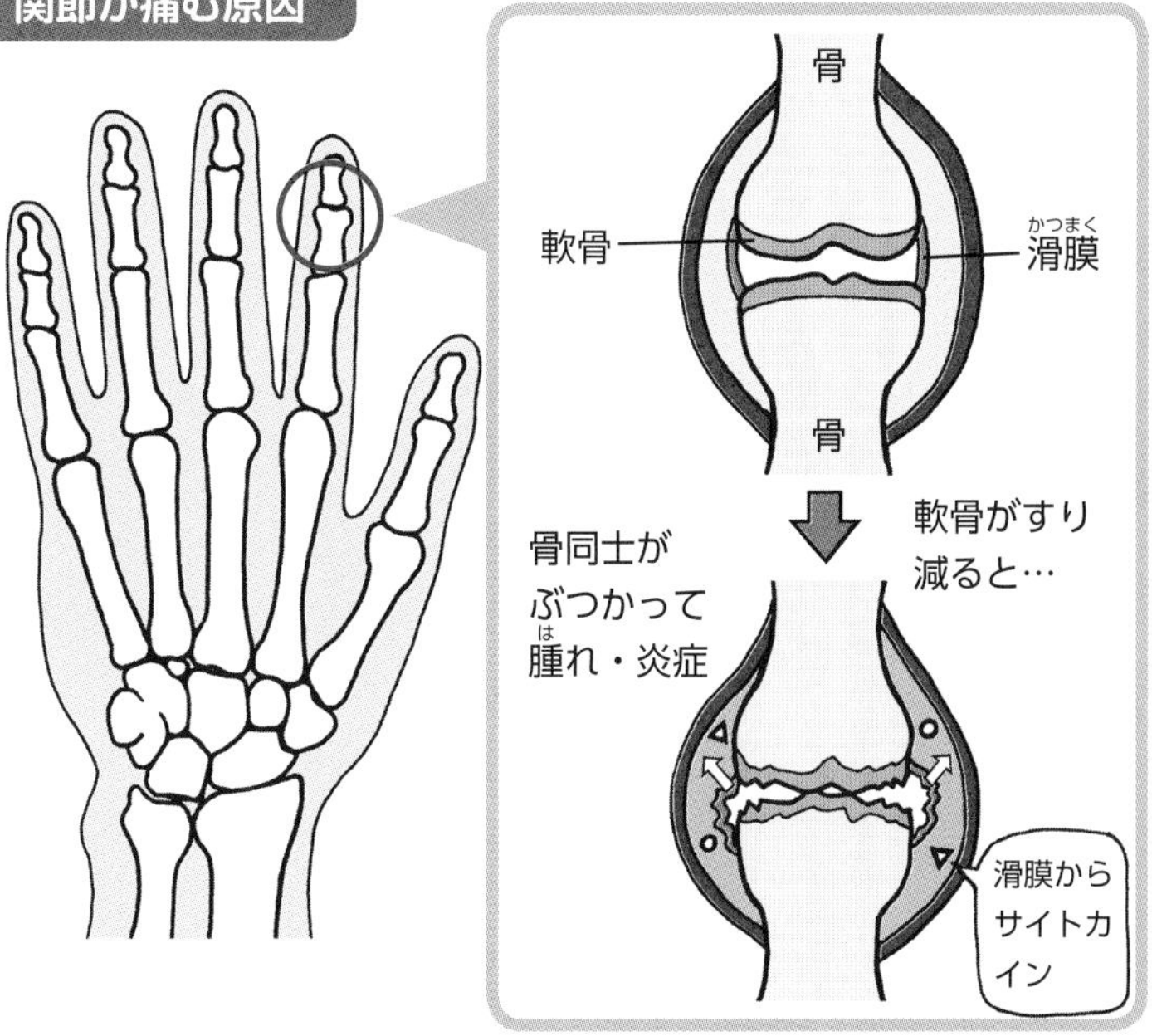

ヘバーデン結節⑥

# X線で患部の状態を観察する

## X線で骨棘の存在や関節の隙間などをチェックする

**単純X線撮影では、疾患がヘバーデン結節かどうかを判断**します。X線では、両手の正面像と側面像を撮影します。

これにより、骨棘《こつきょく》(骨のとげ)、びらん(骨が破壊され、虫食い状になってしまう)、嚢胞《のうほう》、関節の隙間の狭小化、骨硬化(骨が硬くなり、レントゲンでは白く写る)、アライメント(骨の並びや組み合わせが崩れていないか、亜《あ》脱臼《だっきゅう》や脱臼を調べる)などの有無をチェックします。

このうち、**骨棘の存在と狭小な関節の隙間がヘバーデン結節の診断の手がかり**になり、重症度もチェックできます。

X線撮影でとらえることが難しい症状があるときや、他の病気との鑑別が必要とされるときは、MRIや超音波検査で状態をチェックすることもあります。これらの検査では、関節軟骨の様子、関節内の炎症、腱《けん》や靭帯《じんたい》の異常などが詳細にわかりますが、手指の関節は小さいため解像度が悪いことがあります。やはり、**レントゲンが診断には威力を発揮**します。

X線撮影は放射線量が気になりますが、その量も限られているので心配はいりません。

# X線、MRIによる検査

## X線撮影による検査

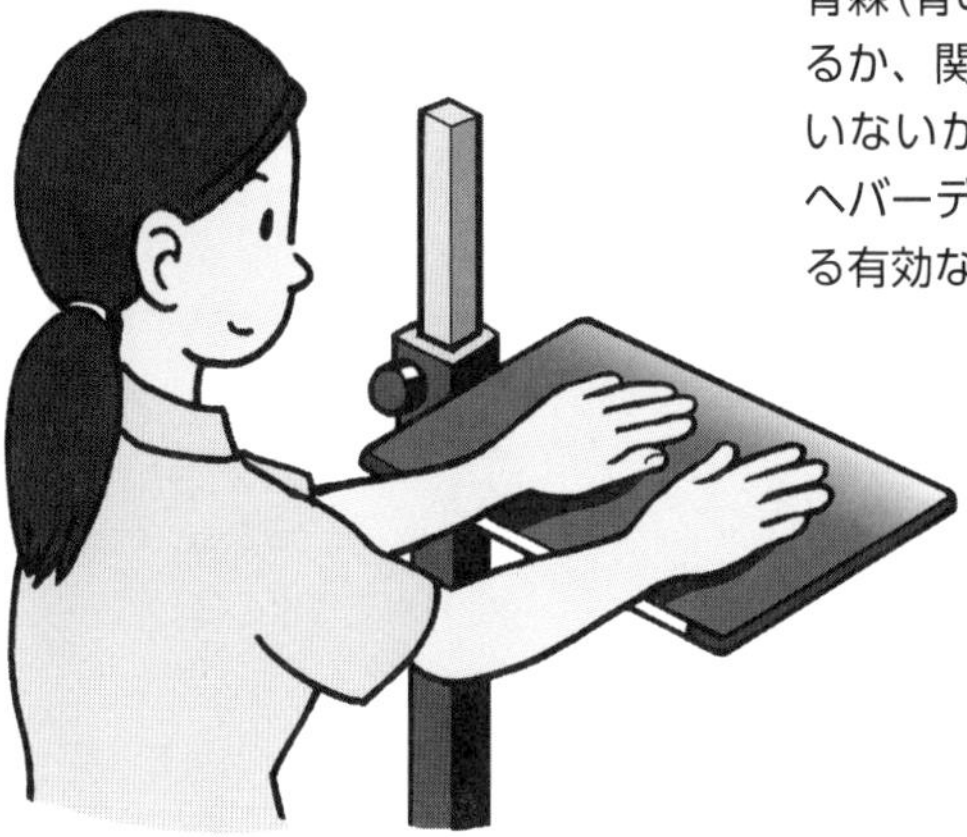

骨棘《こつきょく》（骨のとげ）が存在するか、関節が狭くなっていないかなどを調べる。ヘバーデン結節を診断する有効な方法。

## MRI（磁気共鳴画像）による検査

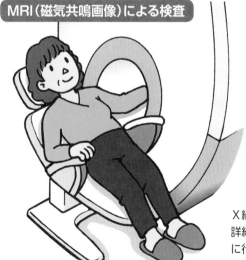

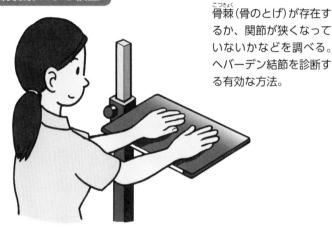

X線でわからないことを詳細にチェックするときに行う。

ヘバーデン結節⑦

# 治療は保存療法と手術療法の2パターン

## 保存療法はテーピングなどによる固定や薬の使用

ヘバーデン結節の治療法は、**基本的に保存療法**です。保存療法として、薬物療法、テーピング、装具の装着、リハビリテーション、生活指導などを行うことで、関節の痛みや変形などの症状を改善・緩和します。

薬物療法は、**投薬や注射により痛みや腫《は》れを解消する**ために行います。テーピングや装具での固定は、**指を使わないようにするための局所の安静を目的**に行います。そして、リハビリテーションや生活指導で回復を図ります。

痛みで仕事や日常生活に支障が生じたりするようなときは、手術療法を選ぶこともあります。

手指の変形性関節症に関しては、欧米ではリウマチ学会から治療ガイドラインが発表されていますが、日本では明確な治療ガイドラインはまだできていないというのが実情です。しかも、これまでは、「手指の変形性関節症は加齢や手の使い過ぎが原因。しばらく手指を休ませて様子をみましょう」ということで終わっていました。しかし、高齢化社会になり、手指の痛みや変形の改善を求める患者さんは増えてきています。

## 治療の基本は保存療法

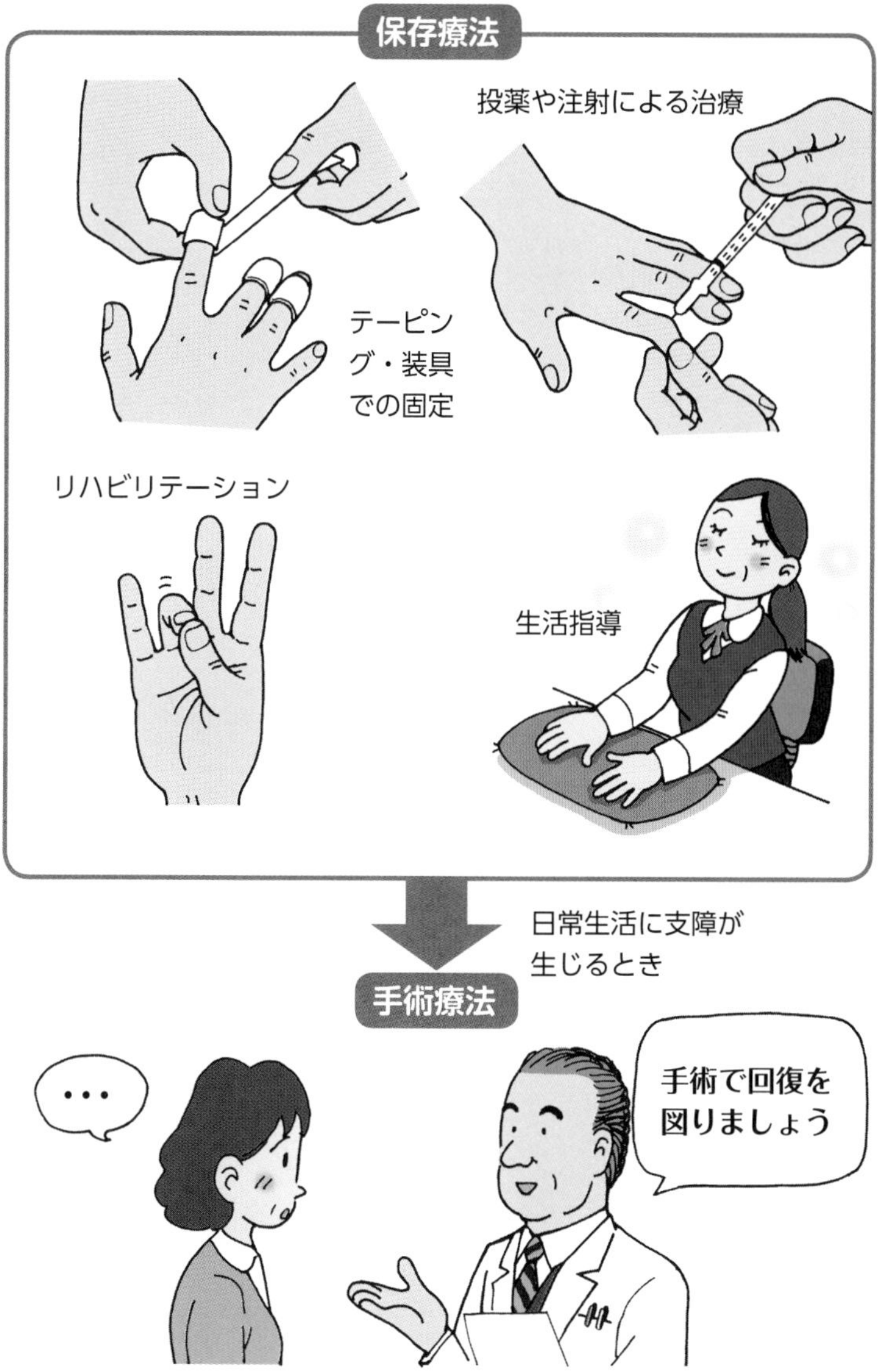
保存療法
投薬や注射による治療
テーピング・装具での固定
リハビリテーション
生活指導
日常生活に支障が生じるとき
手術療法
・・・
手術で回復を図りましょう

# 投薬・注射による治療

## 急性期の痛みにはステロイドの関節注射も選択肢の一つ

薬物療法は、痛みや腫《は》れの解消するために行います。ヘバーデン結節の治療薬は、大きく**痛みなどの症状を緩和する薬と、変形性関節症の進行を防ぎ機能を改善する薬**に分かれます。

前者では、非ステロイド性抗炎症薬（ＮＳＡＩＤｓ）のロキソプロフェンナトリウムなどの鎮痛・抗炎症作用のある外用薬または経口薬を使用します。基本的に小関節の症状ですので、内服を用いることはあまり行いません。炎症症状が強いときのみ期間を限定して使用したり、頓《とん》服《ぷく》で用います。

一般的には、湿布や塗り薬などの外用薬が第一選択になります。指の病気のため、痛み止めの入った軟膏やクリームを塗ってもらうことが多く、塗り薬をつけて乾いてからテーピングで固定するよう話しています。湿布は細く切ってＤＩＰ関節に巻きますが、テーピング同様に固定効果も期待できます。

関節の炎症が強い場合、とくに初期で関節の隙間が狭くなっていない場合は、ステロイドの関節内注射が有効なことがあります。一時的に痛みは和らぎますが、再発の可能性が否定できず、また頻回なステロイドの注射により感染症のリスクが高まったり、かえって変形が進行することもあり注意が必要です。

## ヘバーデン結節の治療薬

### 非ステロイド性抗炎症薬（NSAIDs）の作用

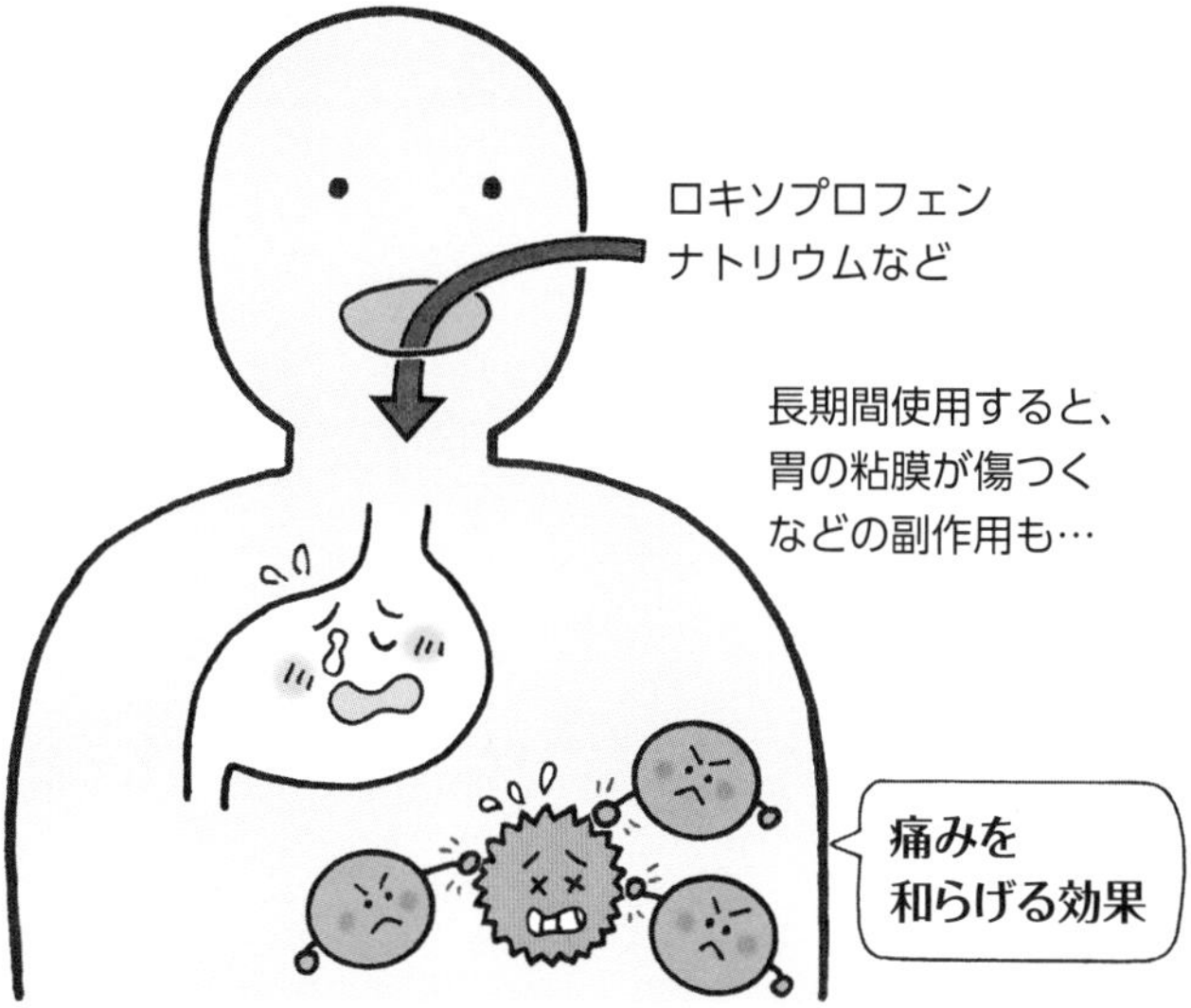
ロキソプロフェン
ナトリウムなど
長期間使用すると、
胃の粘膜が傷つく
などの副作用も…
痛みを
和らげる効果

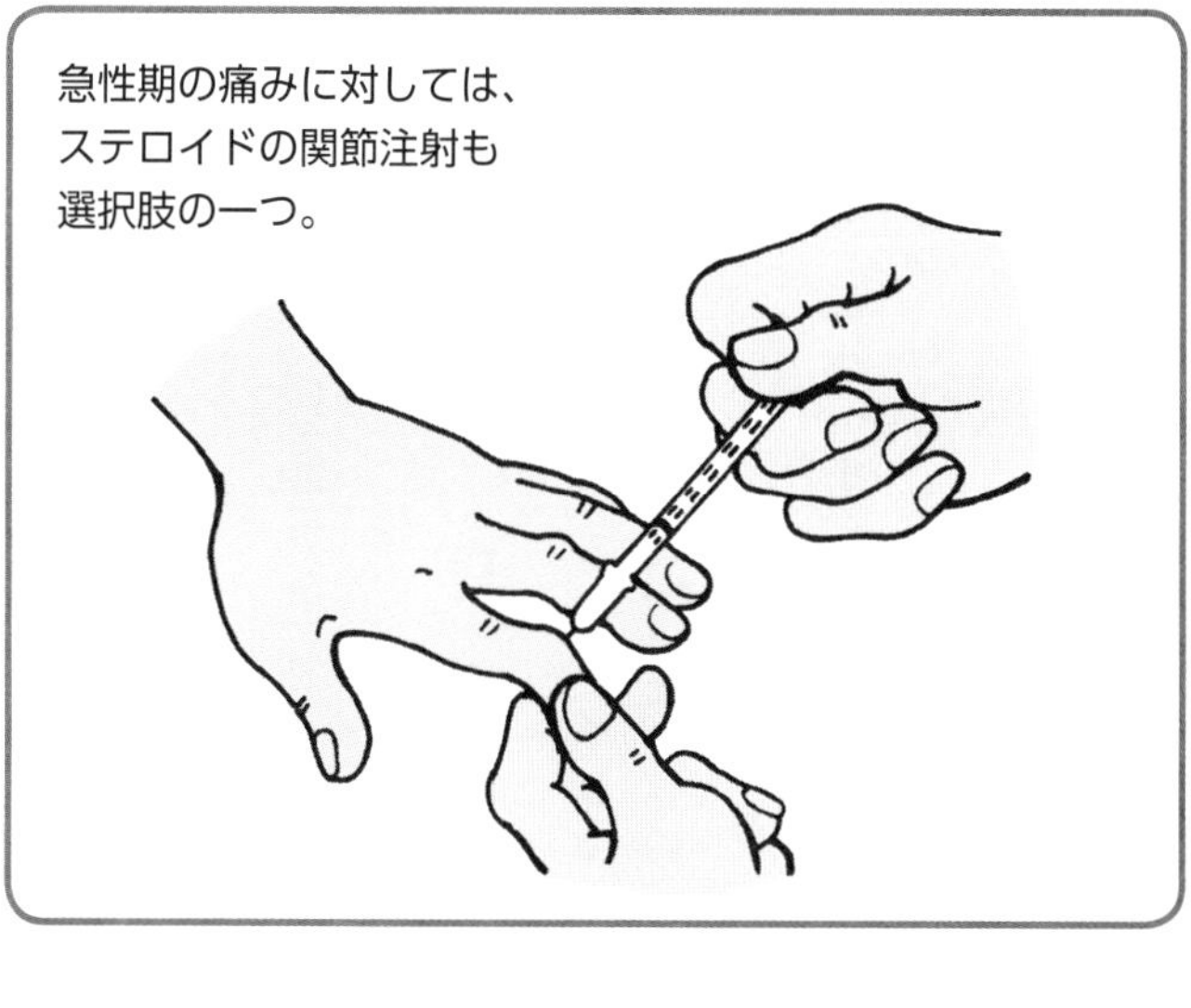
急性期の痛みに対しては、
ステロイドの関節注射も
選択肢の一つ。

後者では、加齢や女性ホルモンの減少に着目した**漢方薬**と**サプリメント**が挙げられます。

## 漢方薬

漢方薬は、もともとホルモンの変調や自律神経の乱れなどからくる瘀血《おけつ》（血の巡り）の症状に本領を発揮する薬です。西洋薬とは異なり、体質を変えて症状を解消する働きが期待されています。漢方では、桂枝茯苓丸加薏苡仁《けいしぶくりょうがんかよくいにん》を用いることで症状が軽快したという報告があり、さらには当帰四逆加呉茱萸生姜湯《とうきしぎゃくかごしゅゆしょうきょうとう》、または桂枝加朮附湯《けいしかじゅつぶとう》を併用することで効果が強かったと報告されています。これらの漢方薬は、昔から瘀血の改善と利水効果（心臓病や水太りの解消）があるといわれる漢方薬で、とくに**更年期に体のバランスが悪くなったようなときに用います**。

## サプリメント

薬ではありませんが、サプリメントで**エクオールの効果が注目されています**。エクオールは大豆イソフラボンの代謝《たいしゃ》産物で、女性ホルモンのエストロゲンと似た化学構造をもつ物質です。これを取り入れると手指の関節にもあるエストロゲン受容体と合体してエストロゲンと似たような働きをし、ヘバーデン結節の痛みなどの症状をとり除くのではないかと期待されています。

エクオールは手指の変形性関節症の治療だけでなく、その予防にも効果があると思われます。速効とはいきませんが、**時間をかけて少しずつ症状を改善することが期待できます**。

## エクオール服用の効果（一例）

エクオールは、女性ホルモンのエストロゲンと似た性質の物質で、大豆イソフラボンの代謝《たいしゃ》産物。

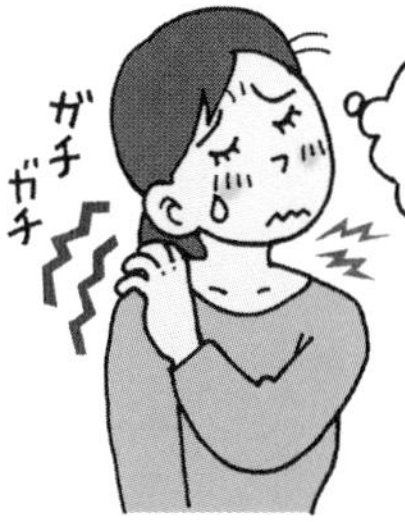


首や肩のこりの軽減。

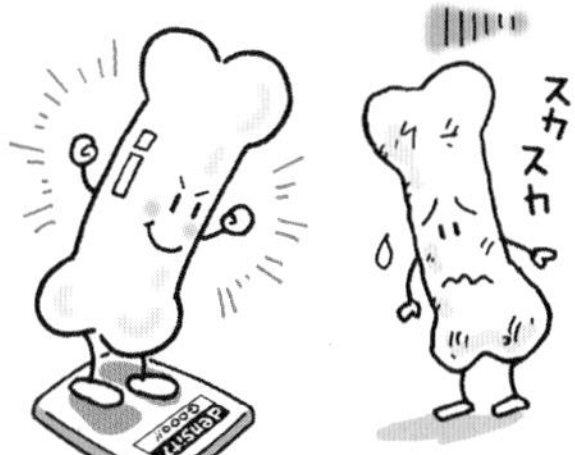


骨量減少の抑制。

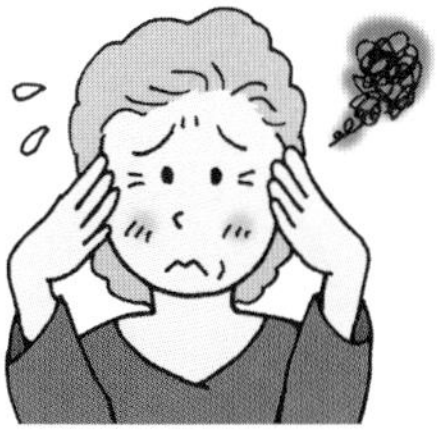

目じりのシワの面積抑制。

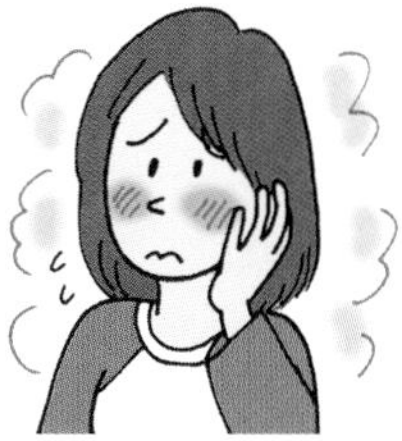

ほてりの改善。

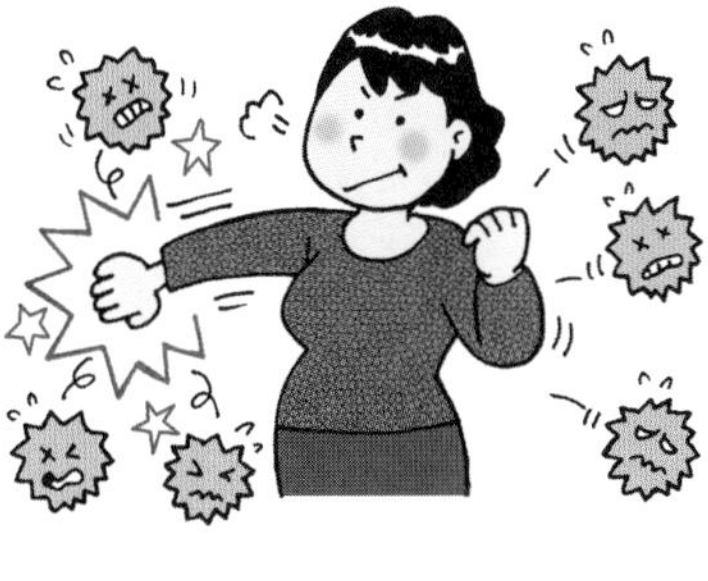

抗酸化作用。

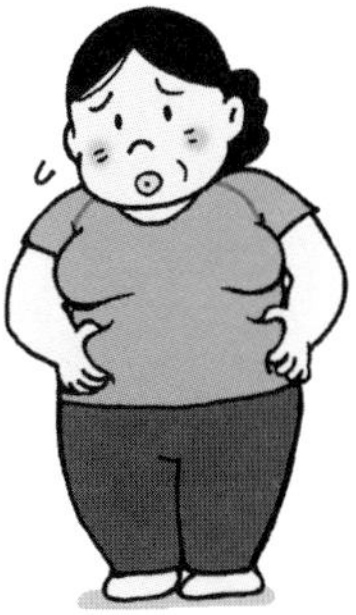

メタボリックシンドロームの予防。

## ヘバーデン結節⑨

# 局所のテーピング・装具による局所の固定

### テーピングでは伸縮性のあるやや厚手のテープを使用する

ヘバーデン結節の治療の原則は、**指を使わないなどの局所の安静**です。そのために、**テーピングを用いて関節を固定することは非常に有用**です。テーピングにより関節を保護し、外からの刺激を減らすこと、関節を安定化することで、炎症や痛みを緩和します。

また、指にテーピングをしていると、患者さんが視覚的に気にして使わなくなるという注意喚起の効果もあります。患者さんには、「ひざにつけるサポーターのようなものですよ」と話しています。

痛みの多くは、数週間テーピングをすればおさまります。痛みがおさまったあとは、痛みが出たときにテープを巻くようにお話しています。

テープは伸縮性のあるやや厚手のもの(固定力が薄手より強い)で、幅1・25㎝×長さ12～13㎝程度のものを用意します。巻き方は、プロテクターを左右に入れて固定する方法や、テープをクロスに巻いてずれないように固定する方法などがありますが、**3回ほどグルグル巻くだけで十分**です。なお、水仕事などをする人には、撥水性のあるテープを使用するとよいでしょう。

「**ディップエイド**」という商品もあります。

指先のギプスをつくったり装具を処方したりすることもありますが、ギプスは指先を覆ってしまい使いづらいため、腫《は》れなどの炎症が強いときに限って処方します。

ミューカスシストがある場合は、テーピングをはずすときに袋を破ってしまうこともあり、絆《ばん》創《そう》膏《こう》などで袋を保護したあとに軽くテーピングします。

## ヘバーデン結節のテーピングの方法

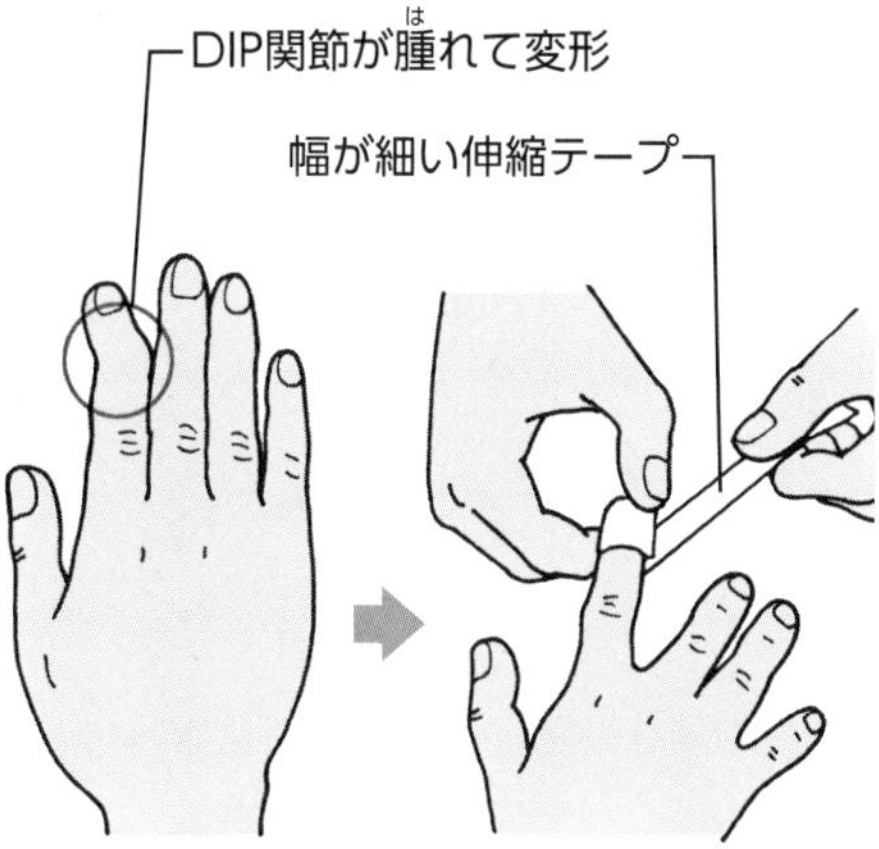


幅1.25㎝の伸縮テープを用意し、患部（DIP関節）を中心に３回ほどグルグル巻く。

### 痛みが強い場合

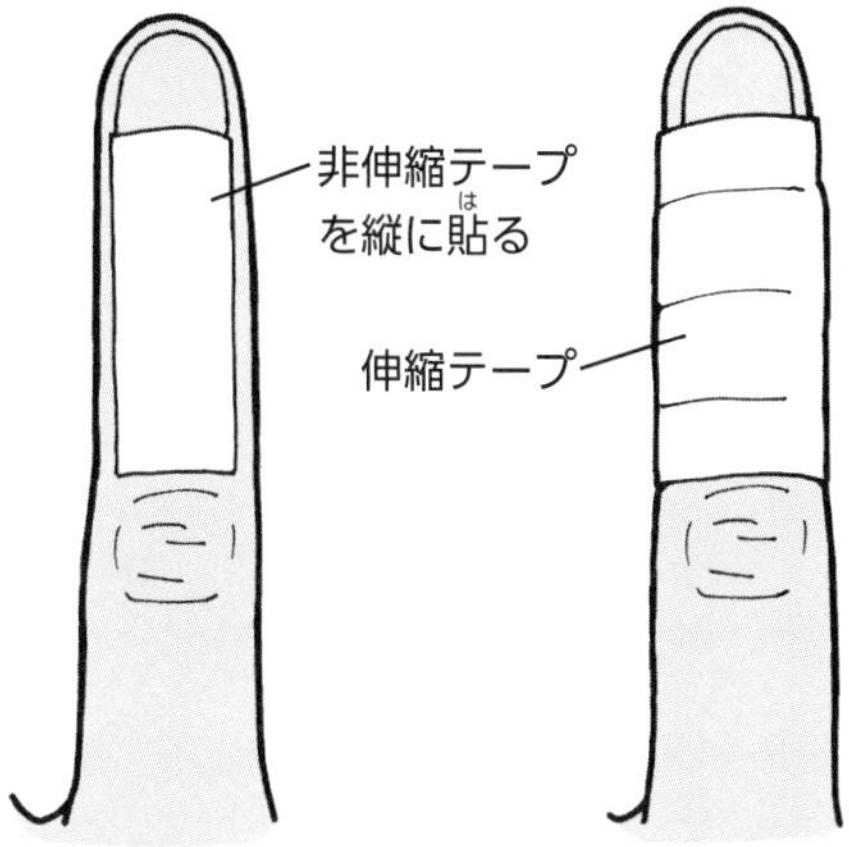


非伸縮テープを背側の爪の下からPIP関節上まで縦に貼ってから、伸縮テープをグルグル巻く。

# 手術療法の種類

## 関節形成術・関節固定術・骨棘切除術がある

ヘバーデン結節の手術には、**関節形成術、関節固定術、嚢胞《のうほう》をつくるミューカスシストを伴うものに対しては嚢腫《のうしゅ》切除に加えて骨棘《こつきょく》切除術（関節形成術の一つ）**があります。

関節形成術は骨棘を削って関節の変形を矯正する手術です。また、関節固定術は、関節軟骨および骨の一部を削り関節を固定して動かなくなる手術です。変形は矯正され、痛みもなくなります。とくに人差し指の場合は、親指との間で物をつまむ動作が大事で、動きよりも安定性を確保するために固定術をすすめることがあります。

骨棘切除術では、骨棘が伸筋腱《しんきんけん》の下にあるため、完全にとり切ることが難しく、また再発することもあり、満足度はそれほど高くありません。

関節固定術は、変形した関節の骨を切除し、骨同士をくっつけてワイヤーやネジで固定します。**使いやすいようにやや曲げた位置で固定することもポイント**です。

ミューカスシストがある場合、指の皮膚が薄くなり、自壊（自然と破れてしまうこと）してしまうことがあります。細菌感染を引き起こし、化膿性関節炎に至ることもあり、自壊を繰り返す場合は手術をすすめます。手術はシストの切除のみでは再発のリスクがあるため、骨棘《こっきょく》を削る関節形成術や関節固定術も追加で行います。

## ヘバーデン結節の主な手術

### 関節形成術・関節固定術

関節を削って関節の痛みと変形を除き（関節形成術）、さらに関節を固定して動きを安定させる（関節固定術）。

**固定する方法**

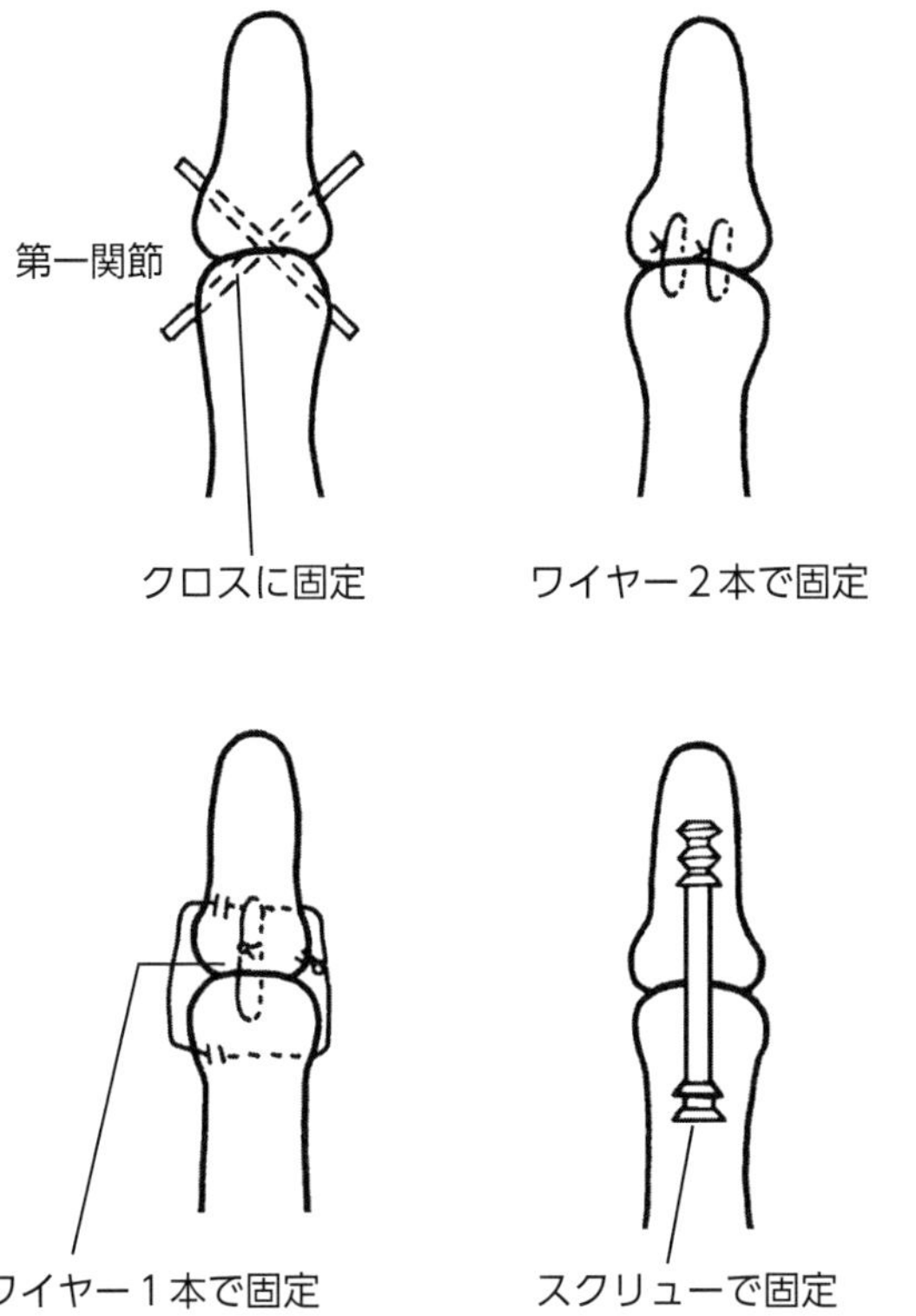


現在は、関節固定術よりも骨棘《こつきょく》だけを除く関節形成術がよく行われる。固定術は関節が固定されて曲がらなくなるので、比較的不自由を感じにくい人差し指に適用する。

# ヘバーデン結節には2つのタイプがある

## 骨が溶けていくタイプは痛みが激しく腫れも重篤

最近では、ヘバーデン結節には2つのタイプがあるといわれています。**骨が硬化するタイプ**と**骨が溶けていくタイプ(びらん性関節炎)**です。骨が硬化するタイプは、骨のとげ(骨棘《こつきょく》)ができる、関節の隙間が狭くなる、関節の動きが悪くなるなど、時間の経過とともに痛みがとれてくる比較的予後のよいタイプです。

骨が溶けていくタイプのびらん性関節炎は手指の変形性関節症の5〜20%にみられ、圧倒的に女性に多いといわれます。関節リウマチのように炎症が強く、痛みは激しく、腫《は》れも重篤です。レントゲンでは、骨の溶ける変化が強いことが確認できます。関節が溶けて関節の隙間が広くなっているので、痛みがひどいときには関節注射で症状を鎮静化させます。リウマチに準じた生物学的製剤の使用が、現在検討されつつあります。症状が緩和しないときは、関節固定術がよい適応です。

# 不便な日常生活を解消する方法

日常では手指をひんぱんに使います。ちょっとした工夫で痛みを軽減できます



## ①物を持つとき

鉛筆を持つ、箸を持つなど何かを持つときにDIP関節を曲げると痛みが生じる場合は、なるべくグリップの太いものを選ぶことが大切です。細いときは箸に布やテープを巻いたり、補助器具を利用したりしてグリップを太くします。

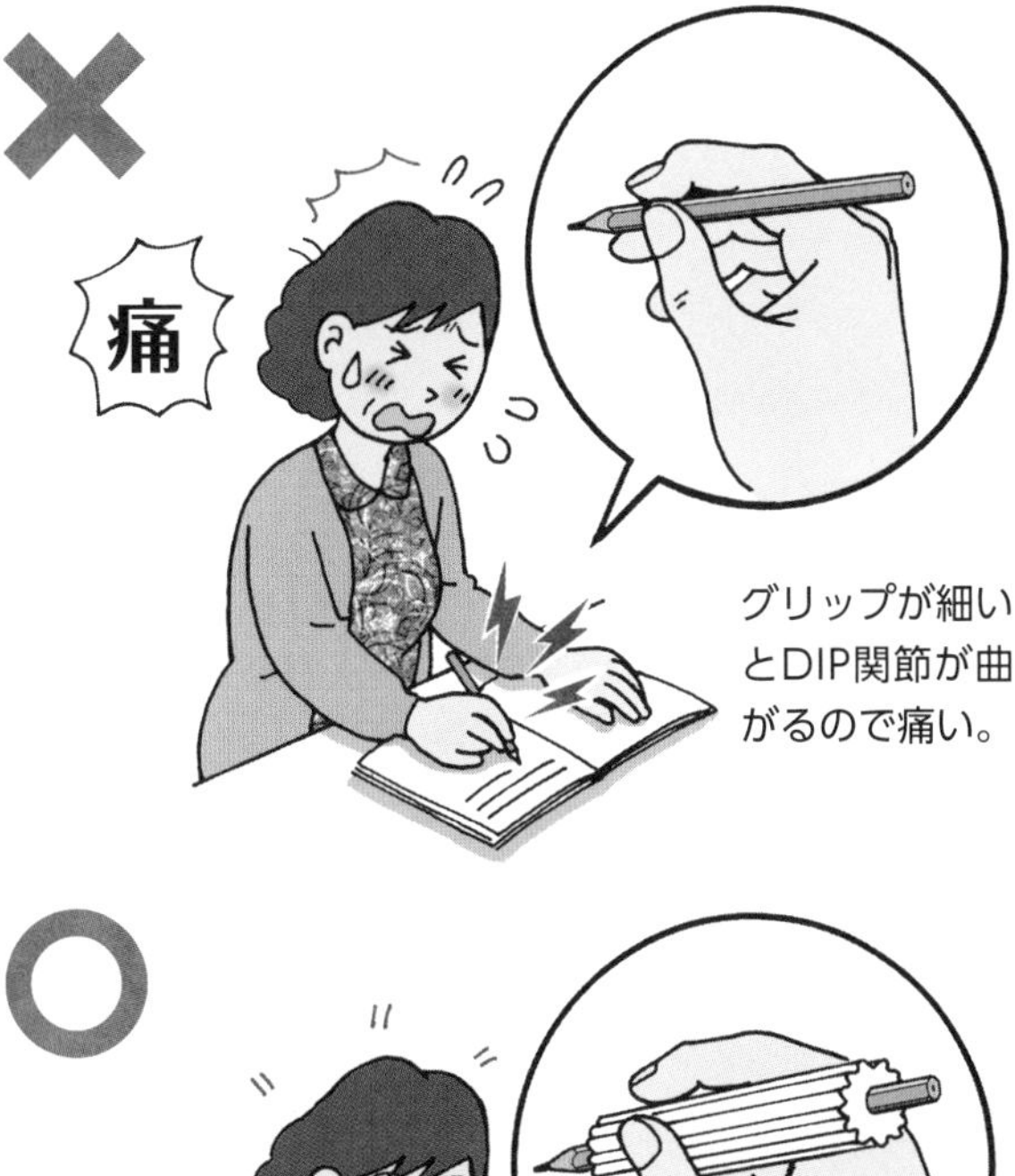


グリップが細いとDIP関節が曲がるので痛い。

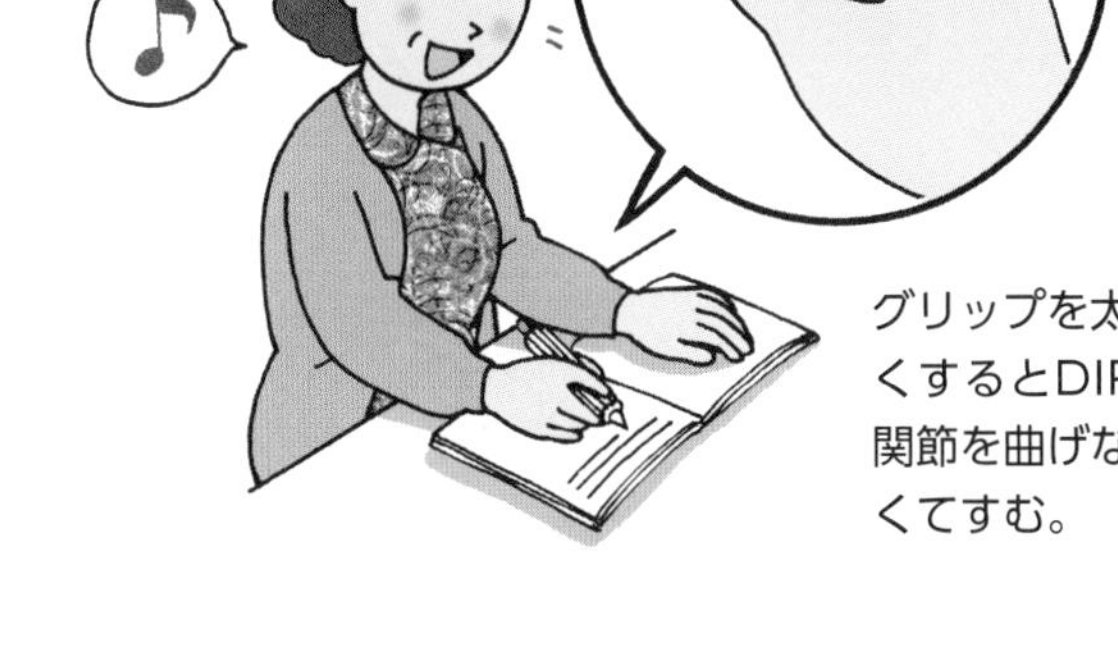


グリップを太くするとDIP関節を曲げなくてすむ。

## ②何かをつかむとき

物をつかむときにDIP関節を曲げると痛みが走る場合は、DIP関節は伸ばし、PIP関節やMP関節、手のひらを使うようにします。たとえば、雑巾を絞るときは指先ではなく手のひらで絞る、ペットボトルの蓋を開けるときは指の腹を使います。

### 雑巾を絞るとき

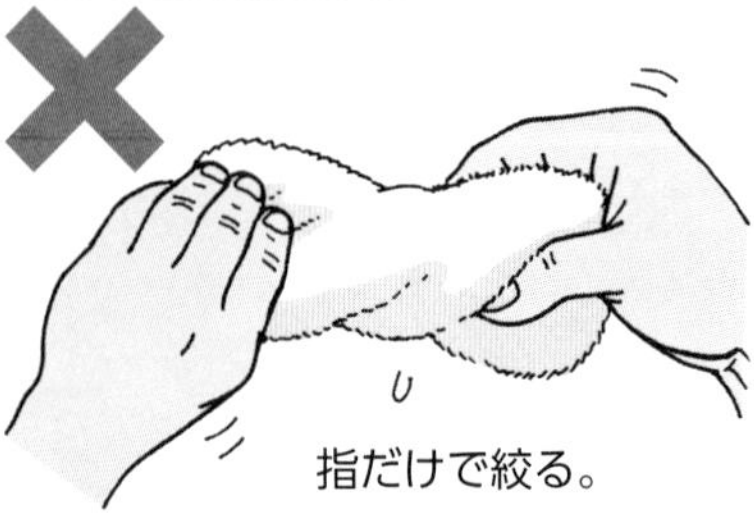

指だけで絞る。

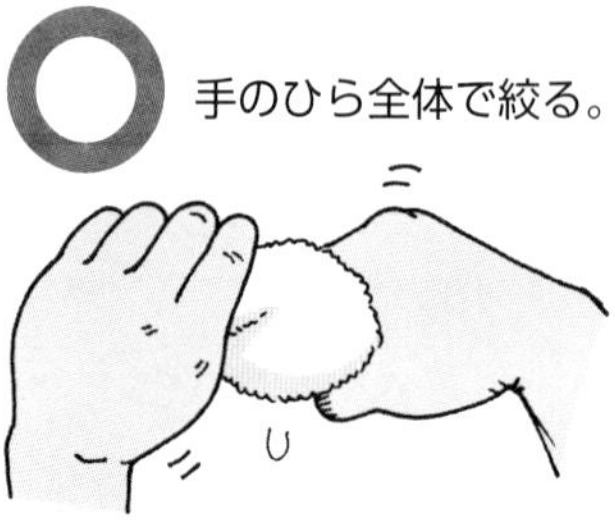

手のひら全体で絞る。

### ペットボトルの蓋を開けるとき

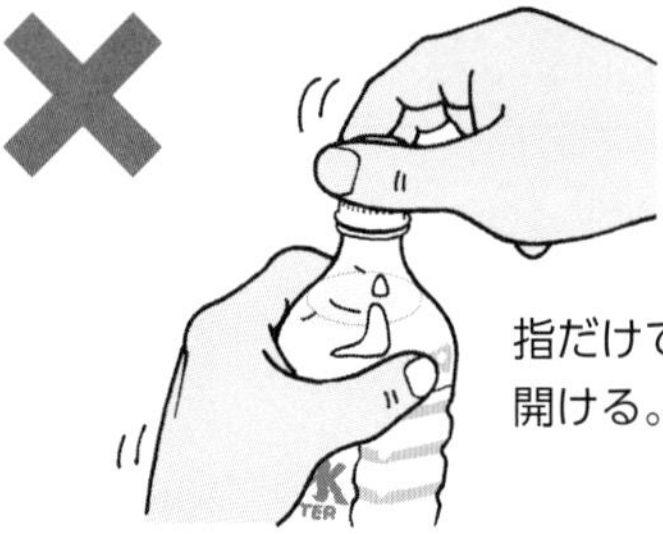

指だけで
開ける。

滑り止めシートを当て、
手のひらで開ける。

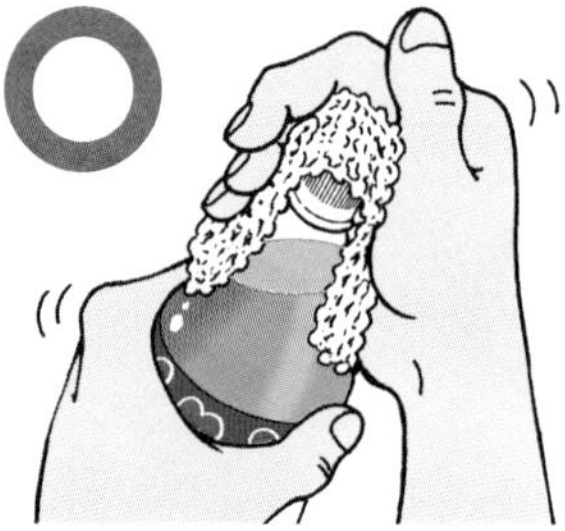

補助具を使う。

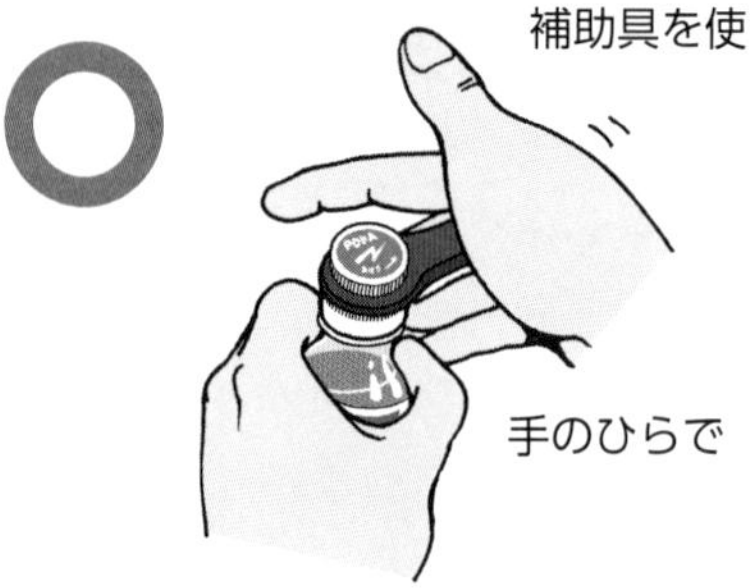

手のひらで

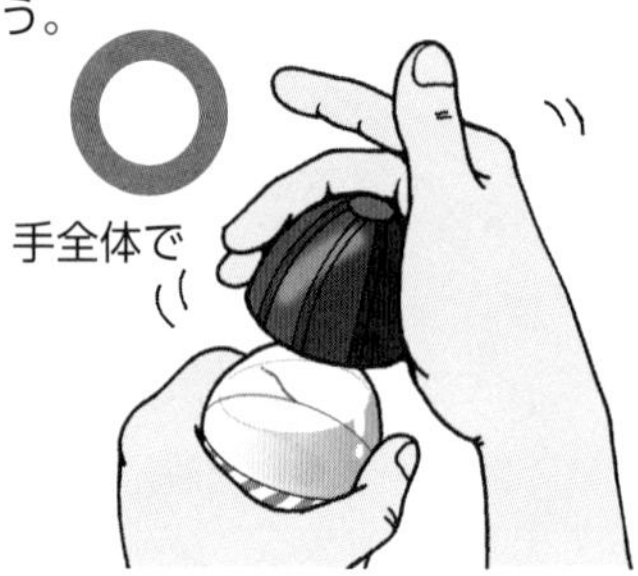

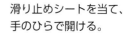

# ③何かをたたくとき

パソコンのキーボードなどをたたくときに、指を立てるようにすると関節の変形を助長します。キーボードは指を寝かせるようにして指の腹でやさしく押すようにします。スマホ画面も同様です。音を大切にするピアノやギターの練習は短時間にし、手を使ったら休み、痛むときは手を安静にしましょう。

## パソコンのキーボードを打つとき

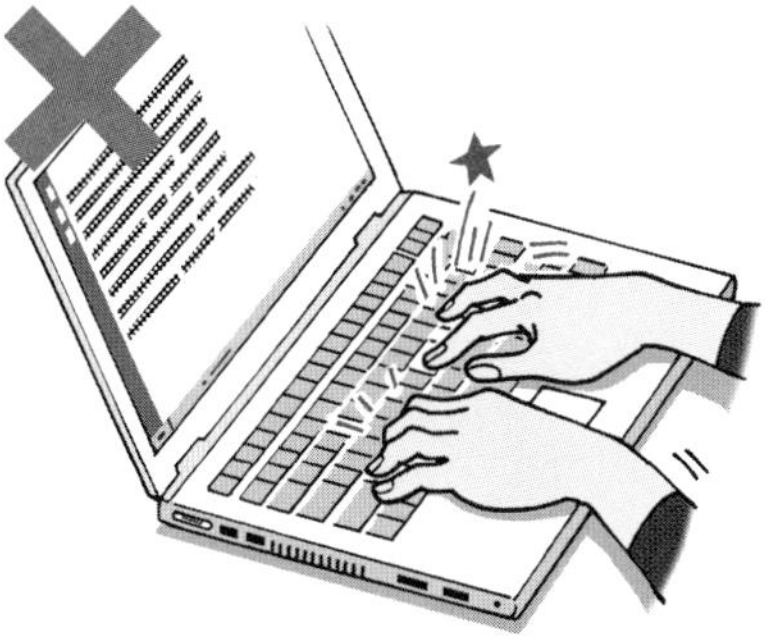

指を立てて打つ。

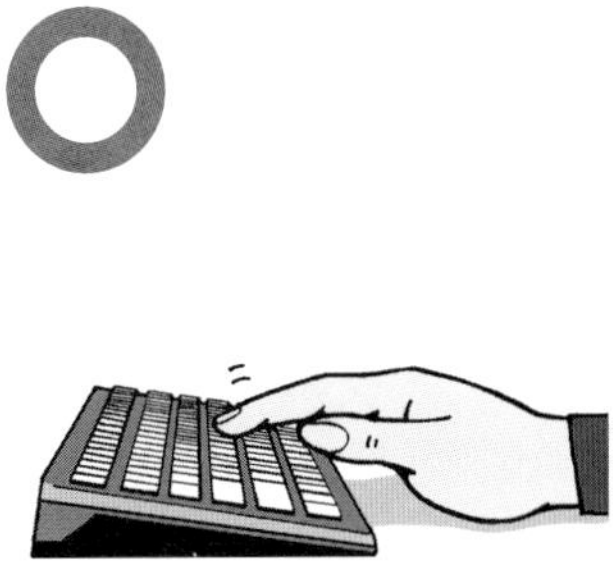

指を寝かせるように打つ。

## スマホの画面をタッチするとき

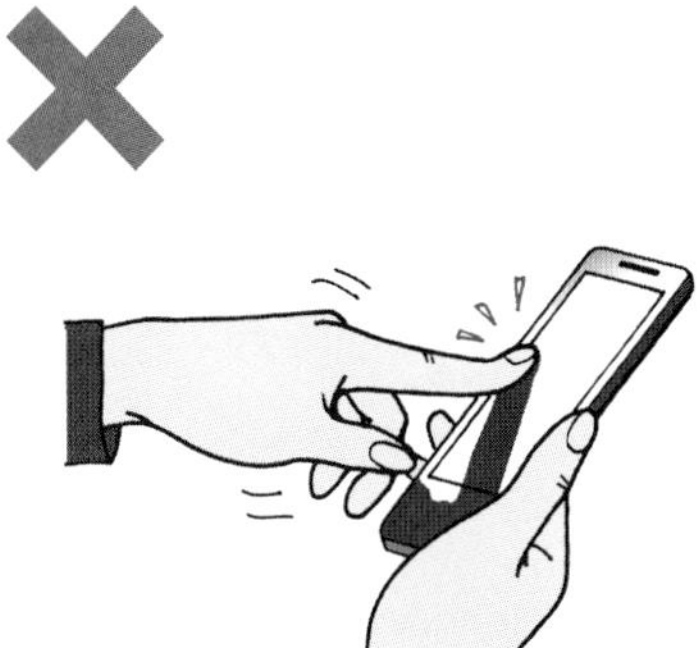

指を立ててタッチする。

指を寝かせてやさしくタッチする。

# ④何かに指を入れるとき

化粧品のクリームを指でかき取る、入っている物を穴や隅を指で探るなど、指を何かに突っ込むような手の動きは、手先の微細な動きが求められます。症状のある指先を直接使用せずに、綿棒やスプーンなどを補助的に使用するとよいでしょう。

## 化粧品のびんのクリームをかき出すとき

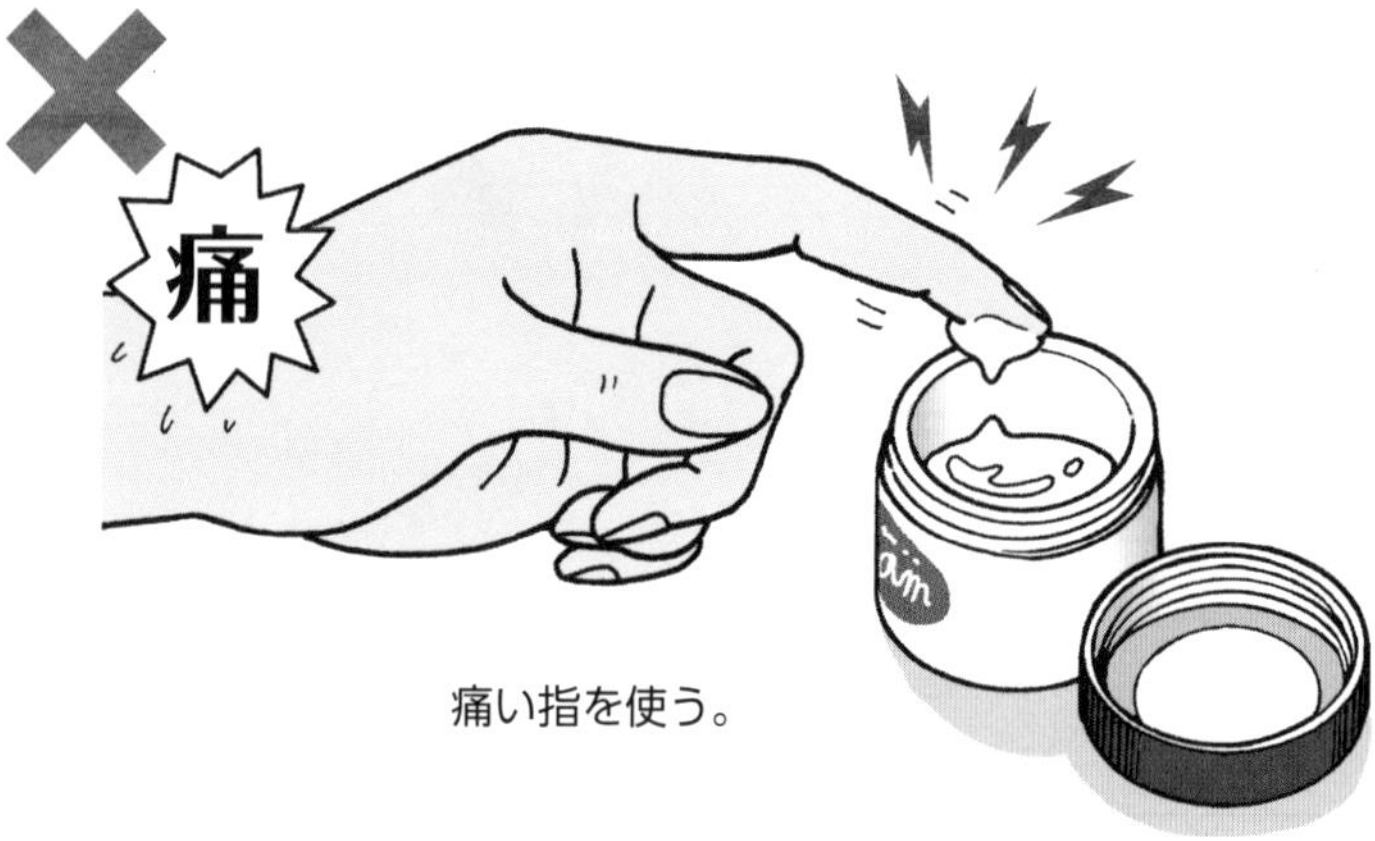


痛い指を使う。

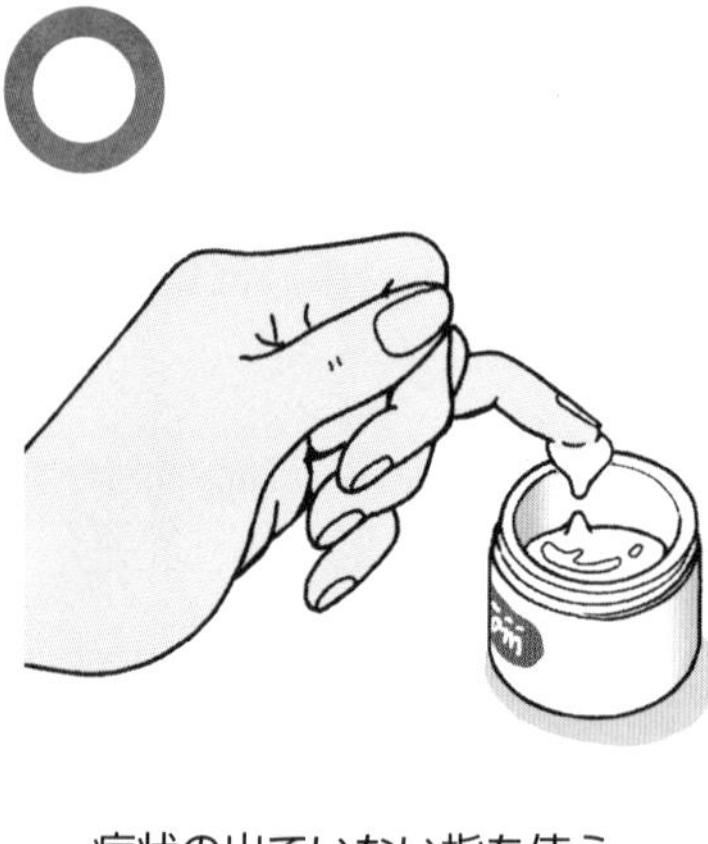

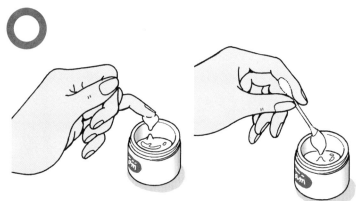

症状の出ていない指を使う。

綿棒や専用のスプーンを使う。

# ⑤痛みが気になるとき

痛みが気になるときは、鎮痛剤を服用したり、テーピングで患部を圧迫したりします。その際も、指先をぶるぶるゆらして血行を促すのがよいでしょう。また、他のことに熱中していると痛みを忘れることができます。痛みは関節ではなく脳で感じるものだからです。

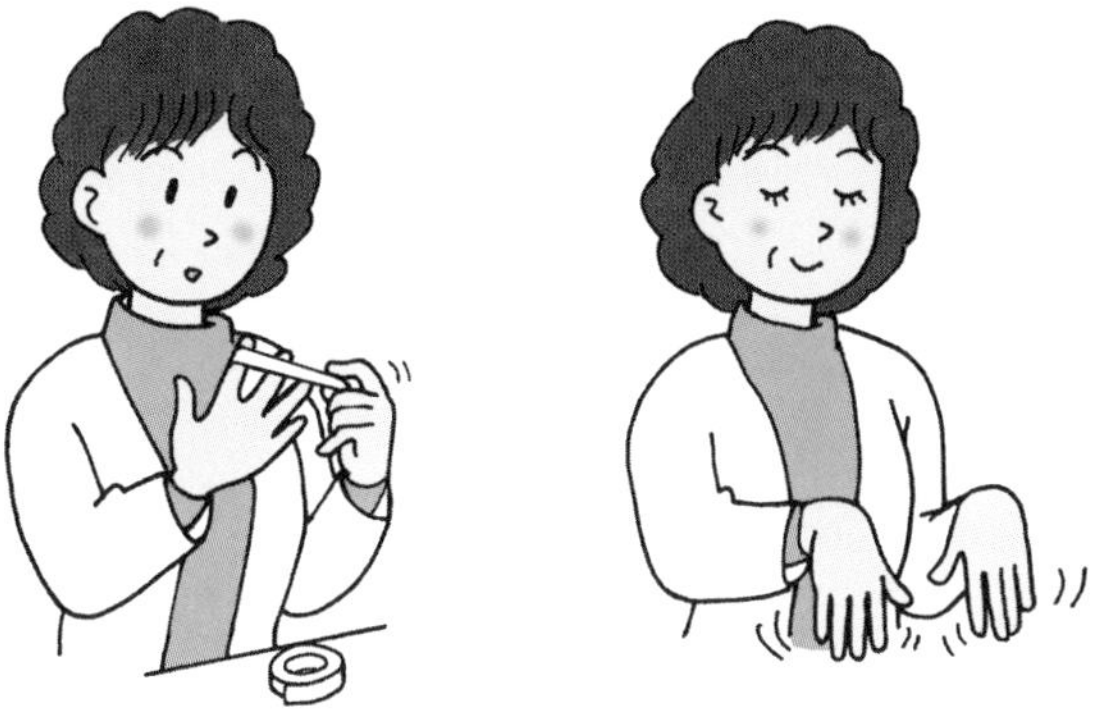

テーピングをして、指先の血行をよくする運動をする。

他のことに熱中する。

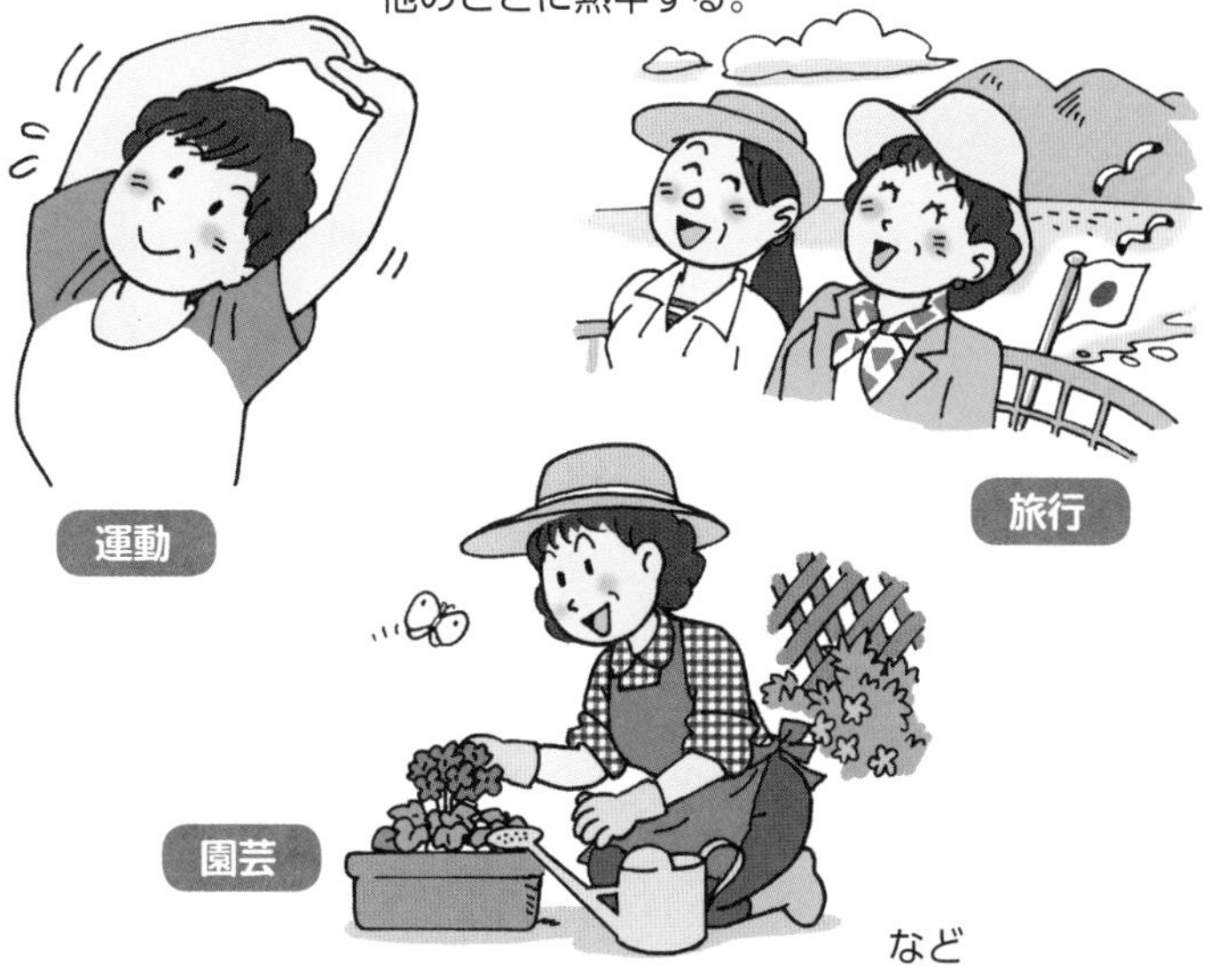

ブシャール結節①

# 手指のPIP関節に発症する変形性関節症

## 物がつかめなくなる、握れなくなるなど日常生活に支障が出る

ヘバーデン結節が手指のDIP関節に発症するのに対して、ブシャール結節は**手指のPIP関節に発症**します。これも変形性関節症の一つで、**関節の腫《は》れ・痛み・変形**などが主な症状です。そのため、物がつかめなくなる、握れなくなる、雑巾を絞れない、スムーズに字を書けない、ボタン付けなどの簡単な裁縫ができないなど、日常生活に支障をきたします。
また、関節軟骨の摩《ま》耗《もう》により関節の間隔が狭まって変形します。指輪が入らないなどの訴えで来院される場合もあります。

ヘバーデン結節と同様に、**更年期以降の女性によくみられ**、パソコン操作や楽器操作など、指の酷《こく》使《し》が引き金になる場合もあります。**指の頻回な使用、加齢、ホルモンの変調が三大原因**といわれますが、はっきりしたことはわかっていません。ただ、症状が関節リウマチとよく似ているので、リウマチとの鑑別が大切です。

PIP関節が曲がらないと手指の握りに支障をきたすので、**ブシャール結節はヘバーデン結節以上に日常生活を送るうえで不便な病気**です。

## ブシャール結節の主な症状

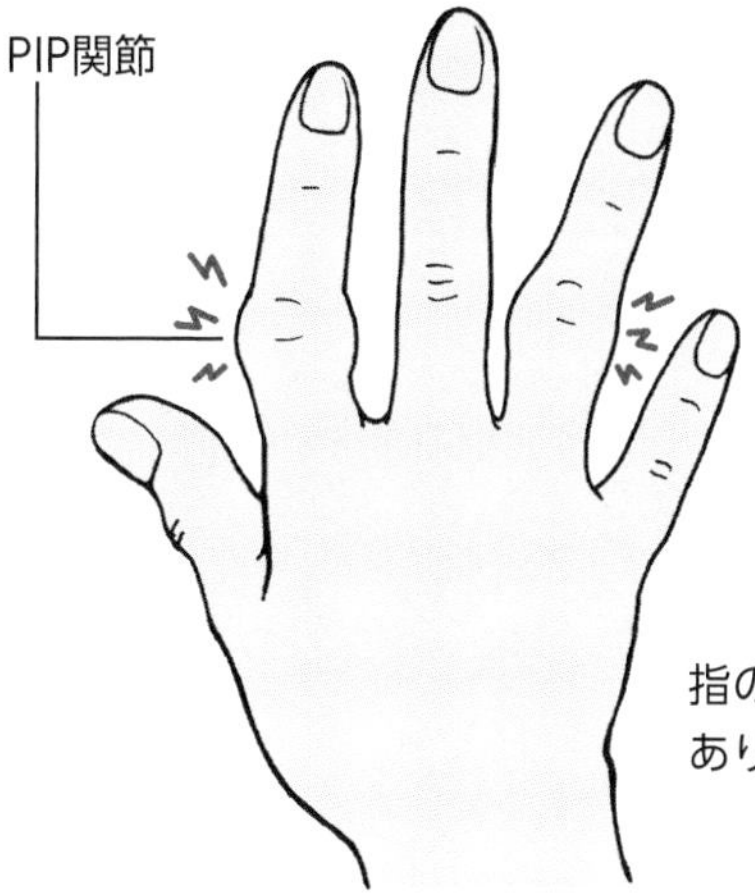


指のPIP関節に腫《は》れや痛みがあり、指が変形する。

こわばって物がつかめない。

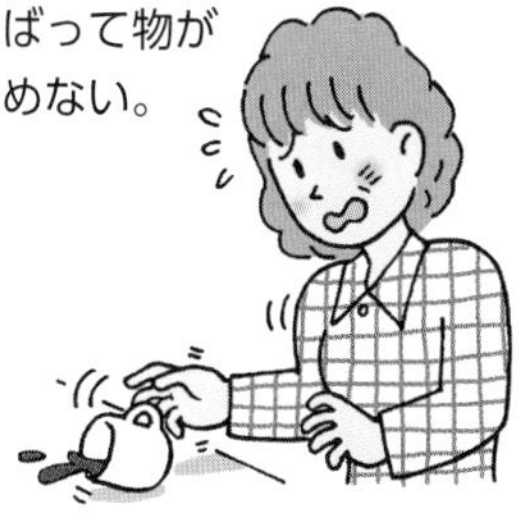

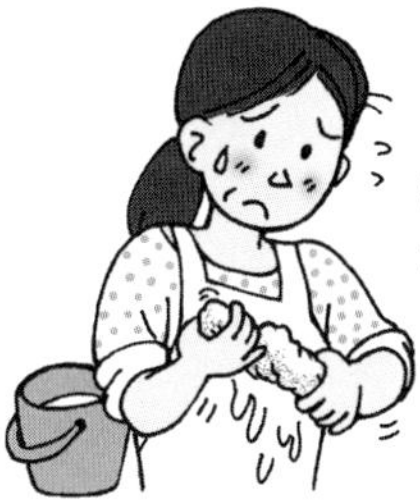

雑巾を絞れない。

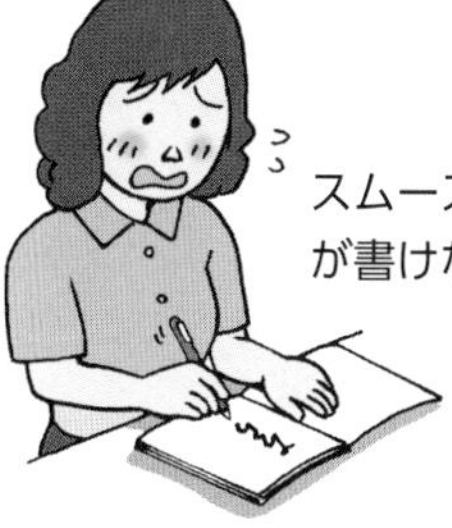

スムーズに字が書けない。

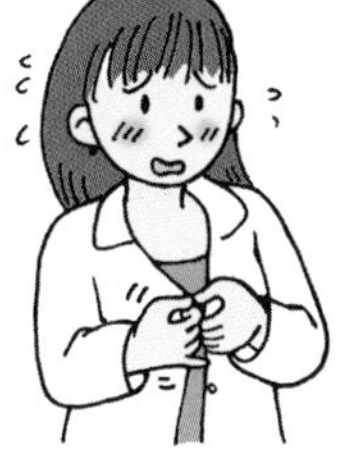

ボタン付けなどができない。

# 手指のＰＩＰ関節を固定して安静にする

## テーピングなどで固定し、腫れや痛みは湿布や薬で対処する

　ブシャール結節の診断は、レントゲン撮影により、ＰＩＰ関節の骨と骨の隙間(関節裂隙《かんせつれつげき》)が狭くなっていたり、骨棘《こっきょく》(骨のとげ)が形成されていたりするのを確認して行います。腫《は》れや痛みが生じるときは、**指の使用を控えて安静**にし、**手指のＰＩＰ関節を動かさないようにテーピングなどにより固定**します。腫れがひどいときは湿布や軟膏を用い、痛みが強いようなら鎮痛剤を使用します。

　また、急激なホルモンの低下を避けるために、その人の体質に合った漢方薬を処方したり、女性ホルモンの働きを助けるサプリメントを用いたりすることもあります。

　関節の変形は小指側(尺側《しゃくそく》)から起こることが多いため、程度が軽い場合は、小指側の屈筋腱《くっきんけん》(指を曲げる腱)を切断する手術も考慮されます。

　ＰＩＰ関節は動きが大切な関節で、ヘバーデン結節とは異なり、関節を固定してしまうと指が非常に使いにくくなるため、関節の変形が進行した場合は、人工関節置換術や肋骨《ろっこつ》から摂取した肋軟骨《ろくなんこつ》の移植術などの手術を検討します。

## ブシャール結節の治療法

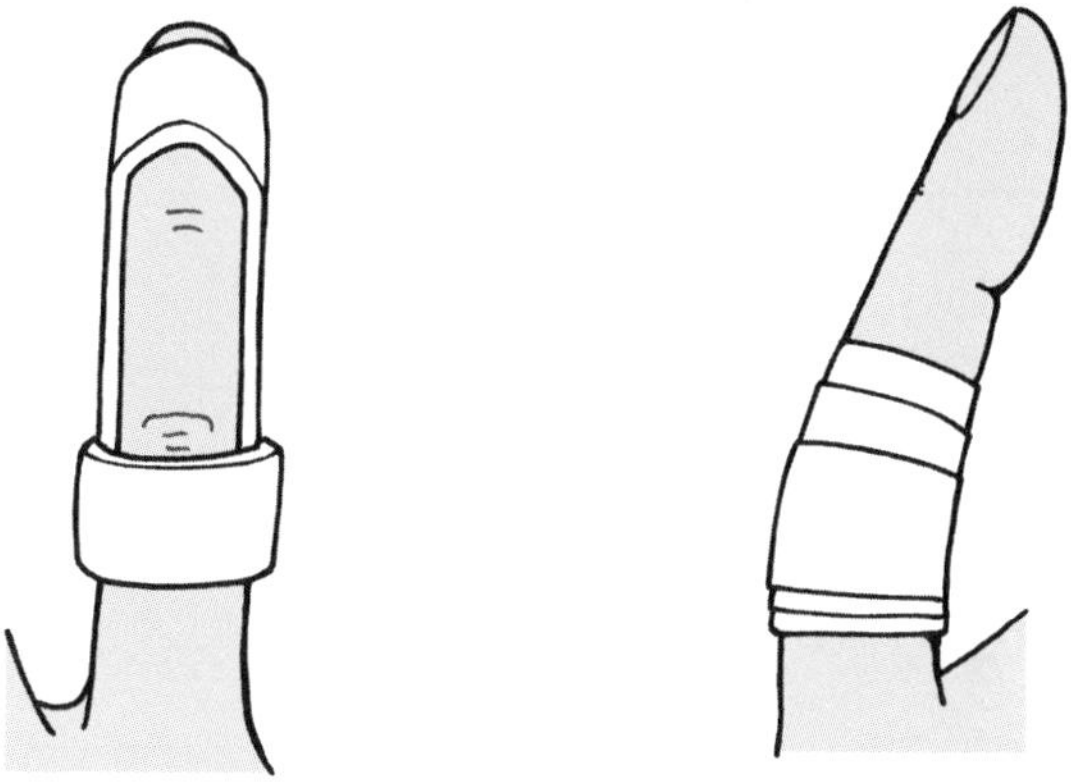

ヘバーデン結節と同様に、テーピングなどによる固定や薬によって対処する。保存療法で回復しない場合は、手術による治療が行われる。

### 人工関節置換術

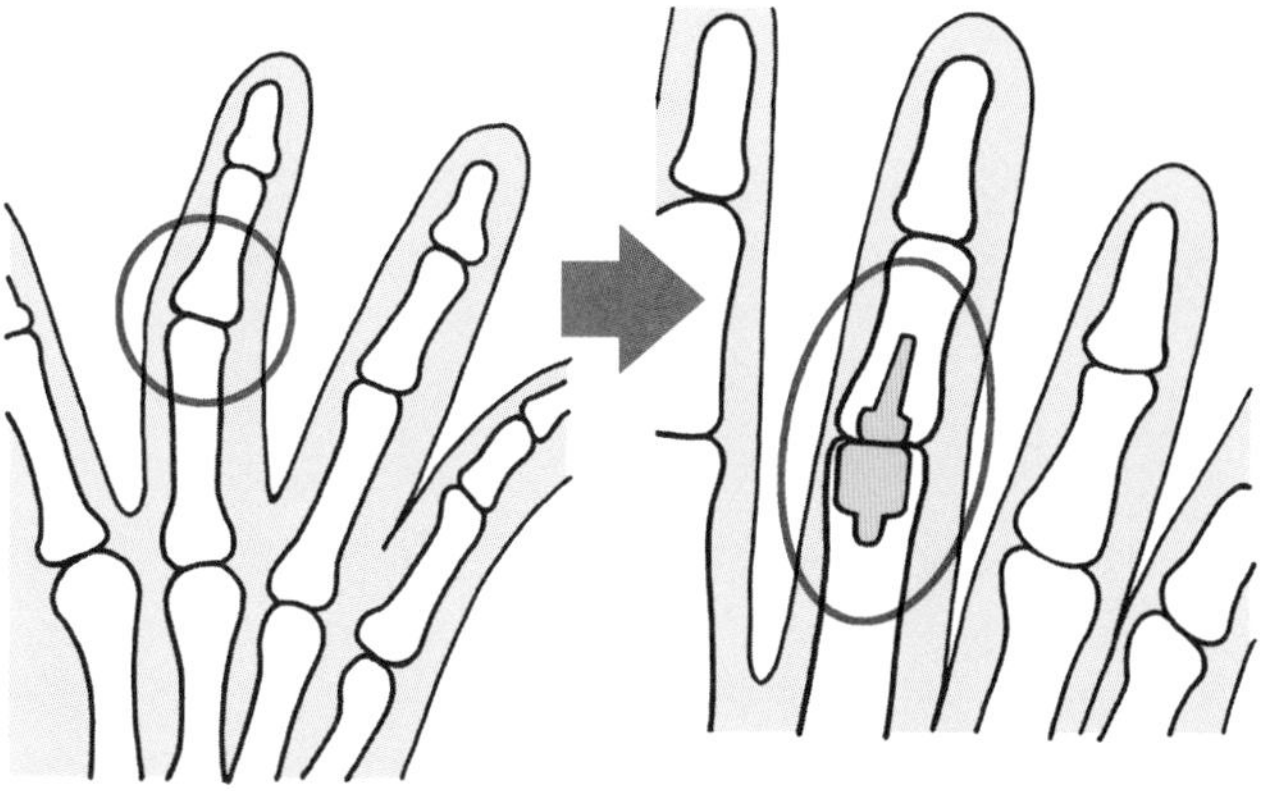

PIP関節を人工関節に置き換え、痛みの軽減と関節機能の回復を目的に行う。

## 母指CM関節症①

# 親指の付け根の関節に発症する

### 親指に力を入れる動作をしたときに母指CM関節に痛みが出る

母指《ぼし》ＣＭ関節は、親指の付け根の骨（第一中手骨《ちゅうしゅこつ》）と手首の小さな骨（大菱形骨《だいりょうけいこつ》）の間にある、乗馬の鞍のような形をした関節で、正式には第一手根中手《しゅこんちゅうしゅ》関節といいます。この関節はいろいろな方向に動くため、親指を大きく開いて物をつかんだり、親指と他の四指との間で物をつまんだりすることができます。この関節に生じる変形性関節症が母指ＣＭ関節症です。

症状としては、雑巾を絞る、びんの蓋を開けるなど、物をつまんだり、ハサミを使ったりするときに**母指ＣＭ関節に痛み**が生じます。進行すると**腫**《は》**れ**が生じ、関節が出っ張り亜脱臼《あだっきゅう》を起こして**親指が開きにくく**なります。

ＣＭ関節が内側に入って広がらないため、親指を広げようとするとＭＰ関節は反ってしまう変形（**ダックネック変形**）を生じることもあります。

変形は年齢とともに進行しますが、高齢者のなかには、変形は高度なわりに症状が軽い、あるいは症状がないケースも多くみられるため、ヘバーデン結節と同様に、self-limited disease（時間とともに自然と治癒《ちゆ》する病気）といわれています。

## 母指CM関節症の主な症状

甲側

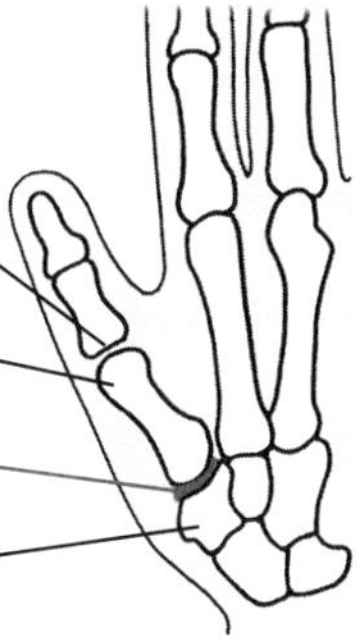


母指CM関節は、親指の第一中手骨と大菱形骨の間の関節。ここに炎症が起こるのが母指CM関節症。

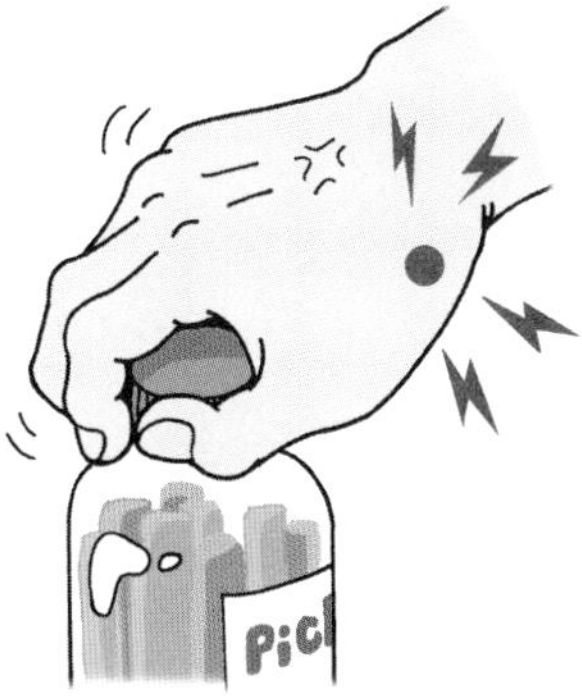


物をつまむ、つかむ、蓋を開けるなど親指に力を入れる動作をしたときに、手首に近い母指CM関節が痛む。

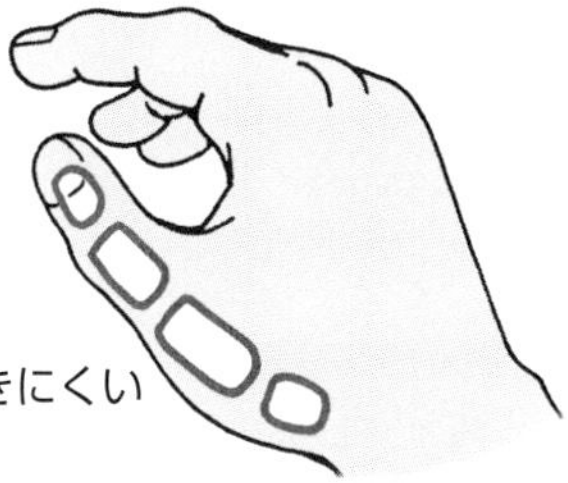


亜脱臼《あだっきゅう》を起こすと親指が開きにくくなる。

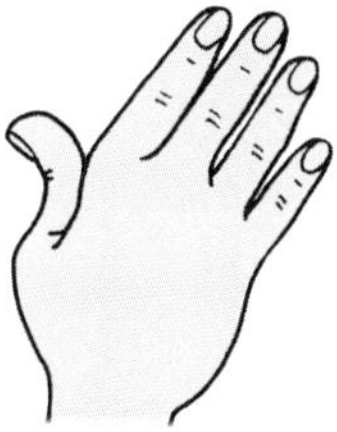

靭帯《じんたい》が損傷すると「ダックネック（アヒルの首）」を生じる。

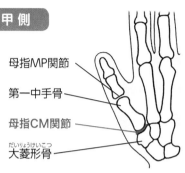

# 母指CM関節症②

## 指の酷使、加齢による老化が主な原因

### つまむ動作など親指をよく使う人に多くみられる

母指CM関節症は、**つまむ動作など親指をよく使う人**に多くみられます。他の変形性関節症と同じように、**指の酷使《こくし》、加齢による老化が原因**とされています。

まずは、親指と人差し指の間にある靭帯《じんたい》にゆるみが生じ、親指の根元が外に出っ張ってきます。手を使う動作で通常以上の動きが生じ、その結果、関節軟骨がすり減って変形が進行します。骨棘《こっきょく》(骨のとげ)がみられることもあります。

初期の軽度な時期にケアをすれば炎症を食い止めることができますが、そのまま放置すると炎症は広がり、関節の変形へと進行していきます。「**親指の付け根に違和感がある**」「**物をつかもうとすると痛い**」などの症状があるときは、すぐに診察を受けるようにしましょう。

なお、特殊なケースとして、CM関節の下にあるSTT関節(舟状骨《しゅうじょうこつ》と大菱形骨《だいりょうけいこつ》・小菱形骨《しょうりょうけいこつ》の間の関節)に変形が生じることもあります。CM関節症と似たような症状が出て、合併することもあります。レントゲンで診断は容易で、CM関節症と同様に、装具治療が第一となりますが、痛みが強い場合は、関節固定術の適応となることもあります。

# 母指CM関節症の病態

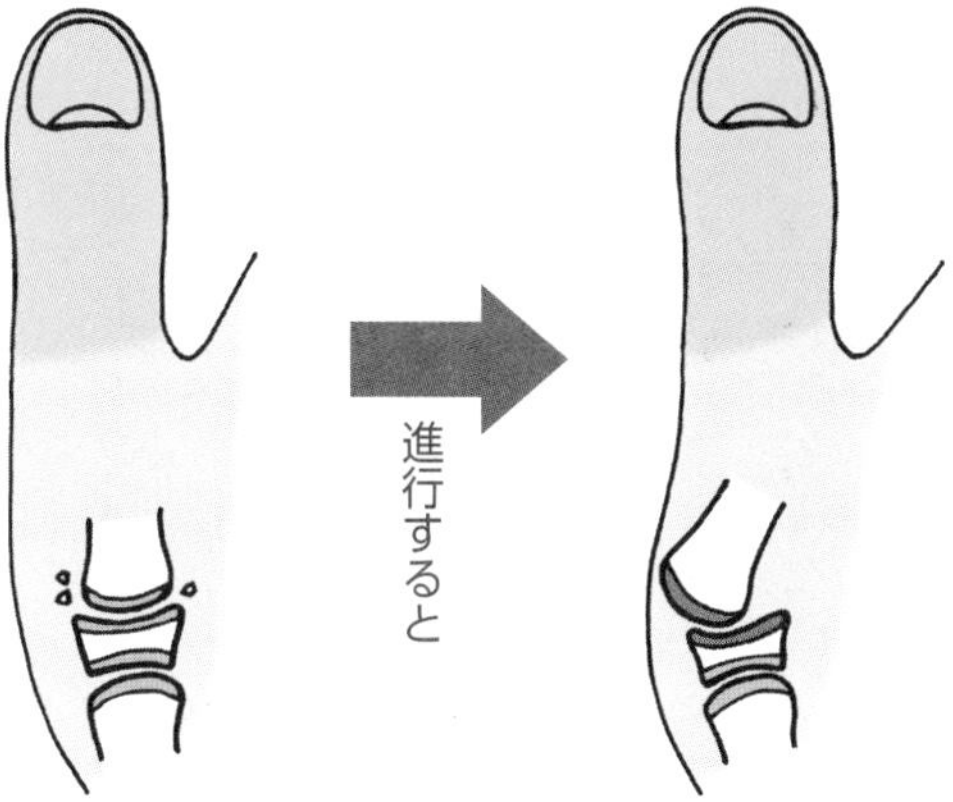


親指の使いすぎや加齢などで、関節軟骨がすり減る。

関節が亜脱臼《あだっきゅう》してしまう。

## 特殊なケース　STT関節に変形が生じる

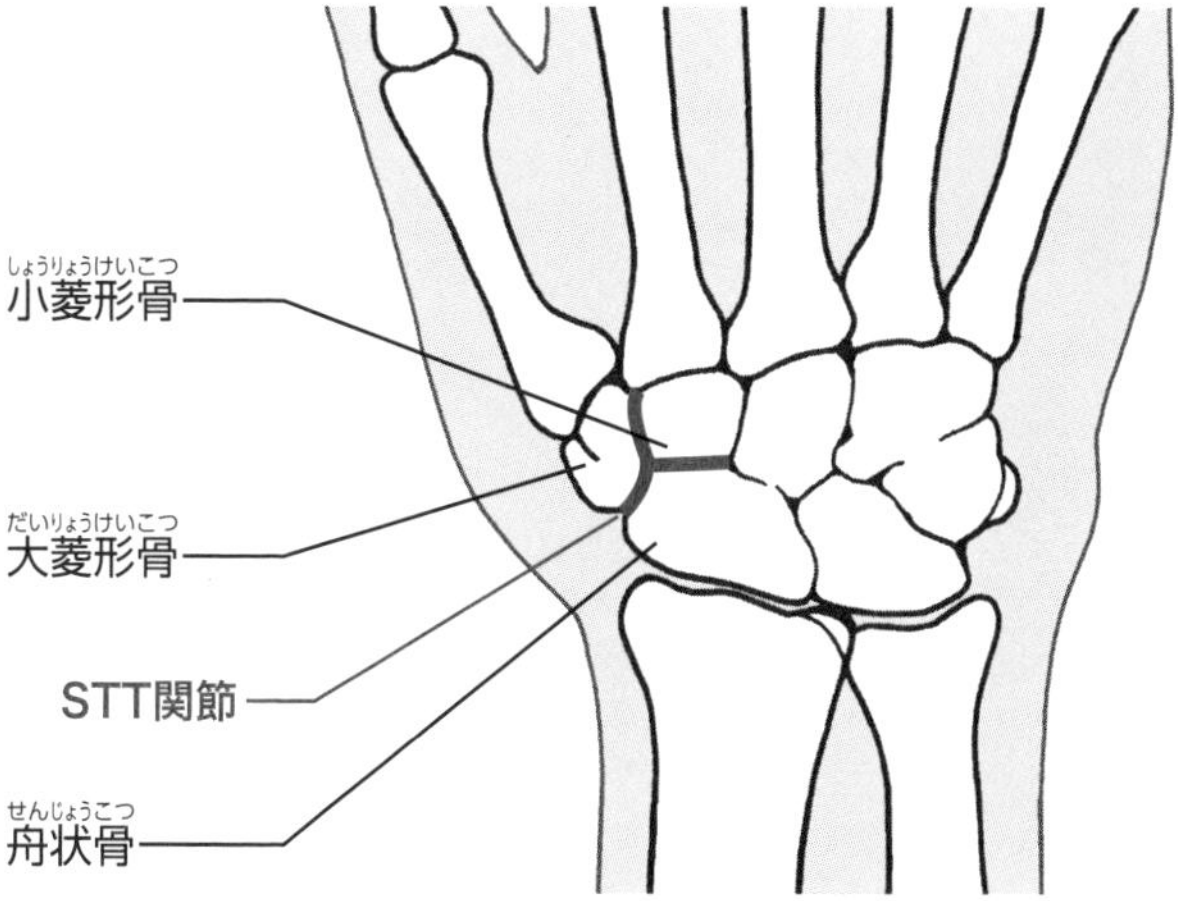

## 母指CM関節症③

# テーピングや装具による固定、薬物療法が基本

### 保存療法で改善しない場合や変形が強い場合は手術が検討される

母指ＣＭ関節症の診断は、ＣＭ関節の痛みとレントゲン検査で確定します。親指の付け根のＣＭ関節を押すと痛みがあり、出っ張った親指の根元を押すことで戻ったり、痛みが出ることも診断に有用です。

レントゲン検査では、ＣＭ関節の隙間が狭くなっており、骨棘《こっきょく》（骨のとげ）がみられたり、関節の亜脱臼《あだっきゅう》が認められたりすることから診断がつきます。

初期の段階では、鎮痛成分を含んだ薬を患部に貼《は》り、安静を保てるように親指から手首にかけて**「8の字」にテーピング**をしたり、**ＣＭ関節保護用の装具で固定**します。痛みが強い場合は、**鎮痛薬の服用**や**関節内注射**も行われます。

保存的治療では痛みがとれない、あるいは日常生活や仕事で不自由を感じる場合は、手術を検討します。手術は、大菱形骨《だいりょうけいこつ》の一部あるいは全部を除いて、手首周囲の腱《けん》を利用して靭帯《じんたい》を再建する**関節形成術**、関節を固定する**関節固定術**、親指の中手骨《ちゅうしゅこつ》の**骨切り術**、**人工指関節置換術**などを行います。

# 母指CM関節症の治療法

## テーピングや装具による固定

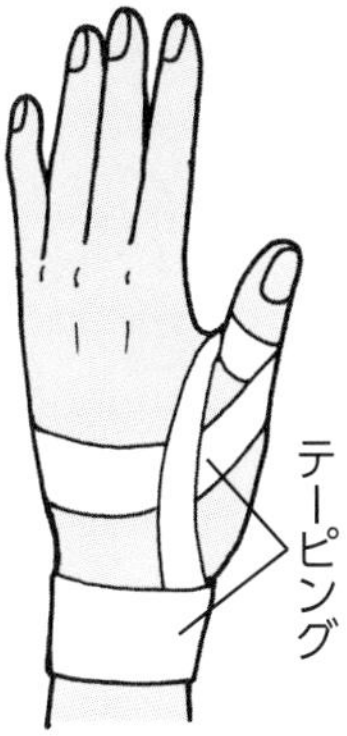


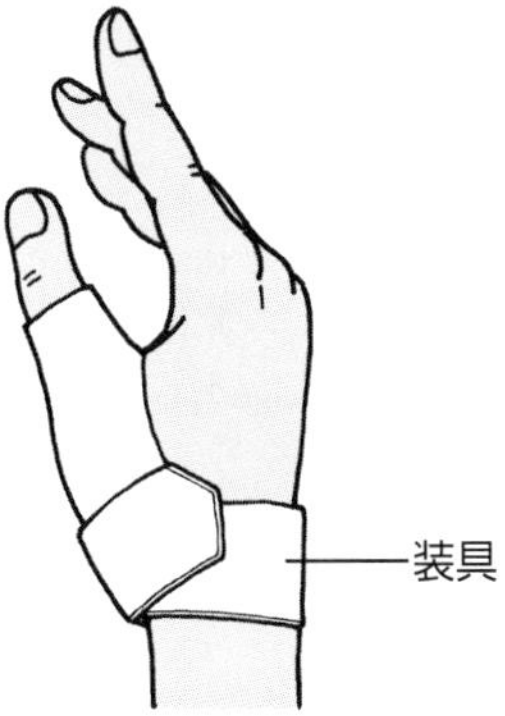


## 症状が進行しているときは手術による治療

### 関節形成術

靭帯《じんたい》を再建する。

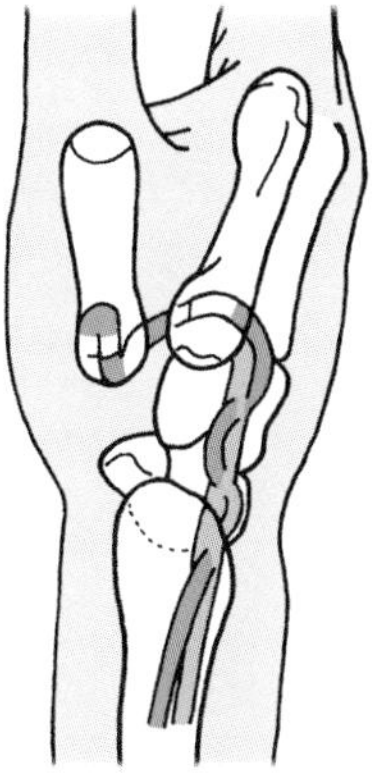

※そのほか、人工指関節と交換する「人工指関節術」などがある。

### 関節固定術

CM関節を削って関節を固定する。

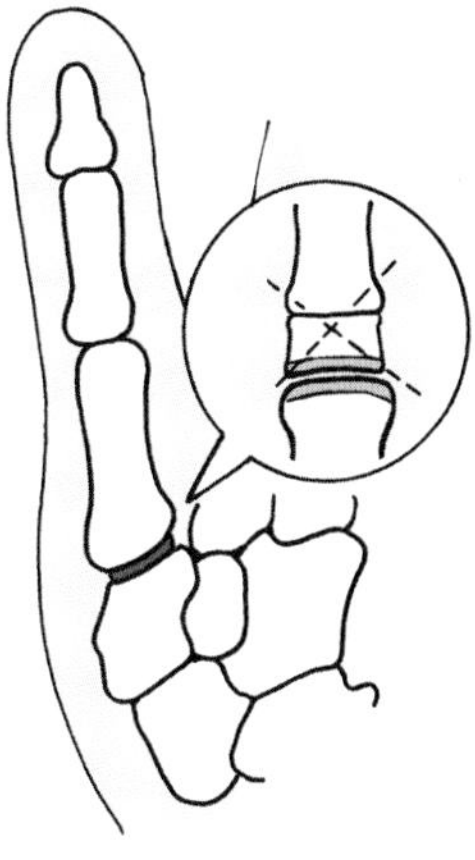

## その他の手の変形性関節症

# 変形性手関節症・遠位橈尺関節変形性関節症

手首の周囲に起こる変形性関節症で、固定による治療が基本となる

### 変《へん》形《けい》性《せい》手《て》関《かん》節《せつ》症《しょう》

橈骨《とうこつ》と手根骨《しゅこんこつ》間の関節（橈骨手根関節）に起こる変形性関節症で、リウマチの関節炎によっても発症しやすくなります。手首の骨折などの外傷後に起こることが多く、リウマチでもおかされやすい関節です。

手関節は動きより安定性が大切になるため、**各種サポーターなどを用いた患部の固定が有効**です。さらに、関節内注射や投薬によって痛みを抑えます。

保存療法で症状が改善しない場合は、手術を検討します。方法は、**関節形成術**、**関節固定術**などがあります。

関節形成術は、手の根元の骨（手根骨）を切除して新しい関節をつくる手術です。関節固定術は、橈骨と月状骨《げつじょうこつ》の間を固定したり（部分関節固定術）、全体を固定する手術であり、リウマチでもよく行われるものです。

## 変形性手関節症の発症部位

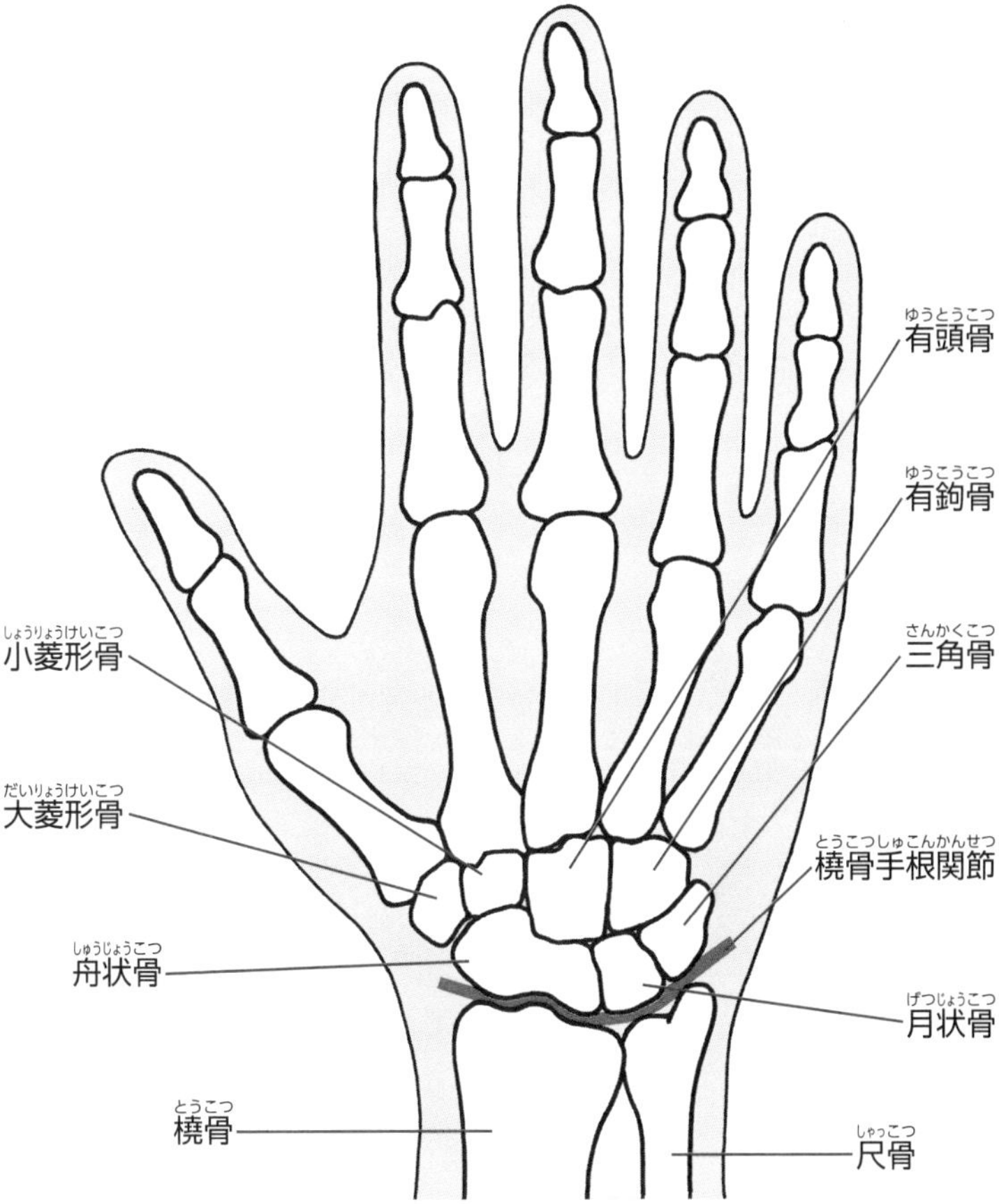


橈骨と手根骨の間の関節（橈骨手根関節）に腫《は》れや痛みが生じ、動きが制限される。

## 遠位橈尺関節変形性関節症《えんいとうしゃくかんせつへんけいせいかんせつしょう》

遠位橈尺関節は、手首の橈骨と尺骨《しゃっこつ》の間にある関節です。周辺には、三角骨、月状骨《げつじょうこつ》、三角線維軟骨複合体(TFCC)などがあります。

遠位橈尺関節変形性関節症を発症すると、**手関節の回旋《かいせん》(ねじること)が制限されたり、ひねると痛みを伴います**。TFCC損傷(144ページ参照)を伴うことも多くなります。尺骨頭《しゃっこつとう》が背側に亜脱臼《あだっきゅう》すると、手指伸筋腱《しんきんけん》(手の指を伸ばす腱)が断裂することもあります。リウマチでも損傷されやすい部位の一つです。

レントゲンで診断は容易ですが、治療はサポーターなどを用いた固定を行い、痛みがとれない場合は手術も考慮します。

変形した関節を固定する手術となりますが、手首のひねりが制限されないように、尺骨の一部を切除します。

また、伸筋腱が切れた場合は、切れた腱を隣の腱につなぐ**腱移行術**、他の場所からとってきた腱を用いて再建する**腱移植術**の手術も追加します。

## 遠位橈尺関節変形性関節症の発症部位と主な症状

### 発症部位

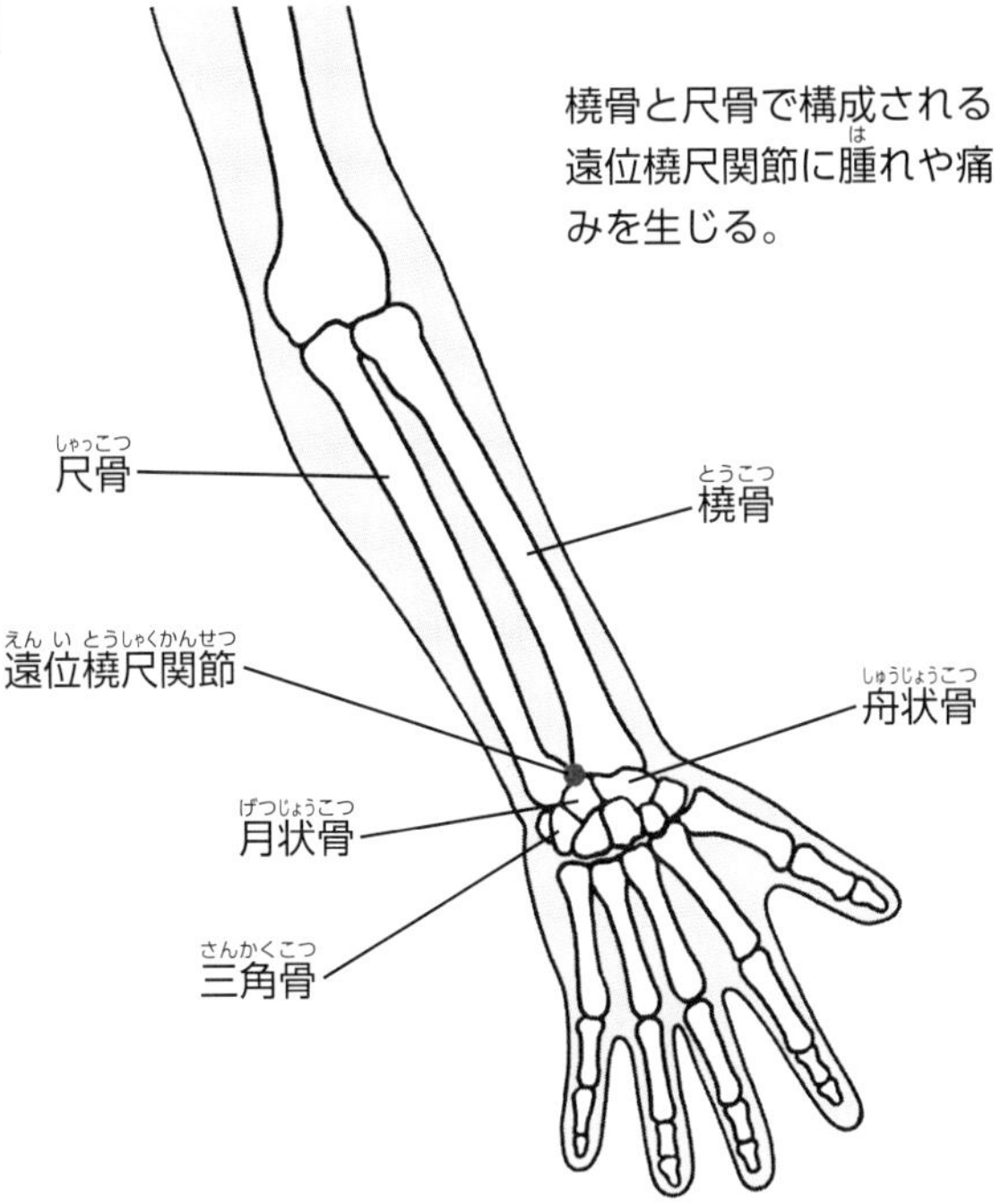

橈骨と尺骨で構成される遠位橈尺関節に腫《は》れや痛みを生じる。

### 主な症状

前腕を回転させる動き（回内・回外運動）に支障が出る。

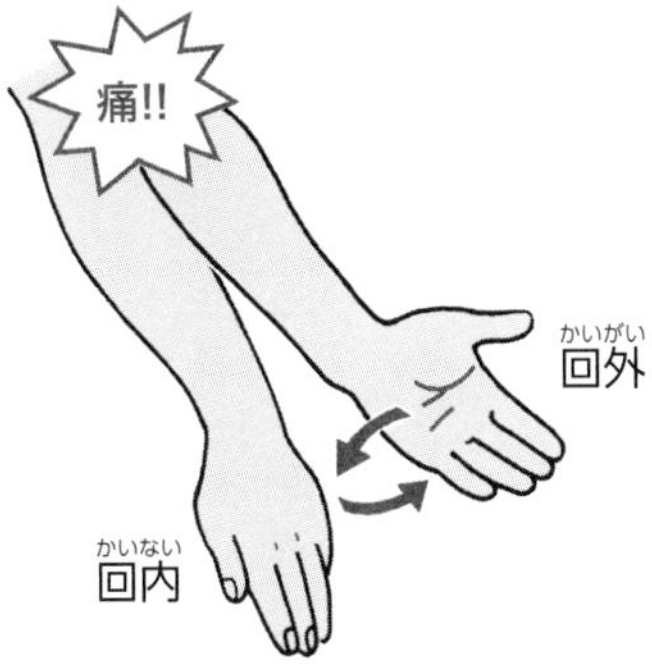

# 変形性肘関節症①

## ひじを動かしたときに痛みを生じる

### ひじを酷使するスポーツ愛好家によくみられる

症状としては、**ひじを動かすと痛みが増悪し、ひじの動きが制限されます**。屈伸が思うようにならず、顔を洗ったり、食べ物を口に運んだりすることが不自由になるなど、日常生活に支障をきたすようになります。進行すると、内側の肘部管《ちゅうぶかん》内を通っている尺骨神経《しゃっこつしんけい》が圧迫されて**小指と薬指の半分がしびれ、手全体の筋肉がやせてきます**（**肘部管症候群**＝40～45ページ参照）。

関節軟骨が摩耗《まもう》し、骨棘《こつきょく》（骨のとげ）ができ、関節の動きを制限すると同時に、関節内にある滑膜《かつまく》が刺激されて炎症を起こし、痛みが生じます。ひじを酷使《こくし》する野球、テニス、ゴルフなどのスポーツ愛好家によくみられます。

変形性肘関節症は、次のような原因で発症します。

- 肘関節の酷使
- 加齢性変化
- 骨折
- 関節炎

## 変形性肘関節症の主な症状

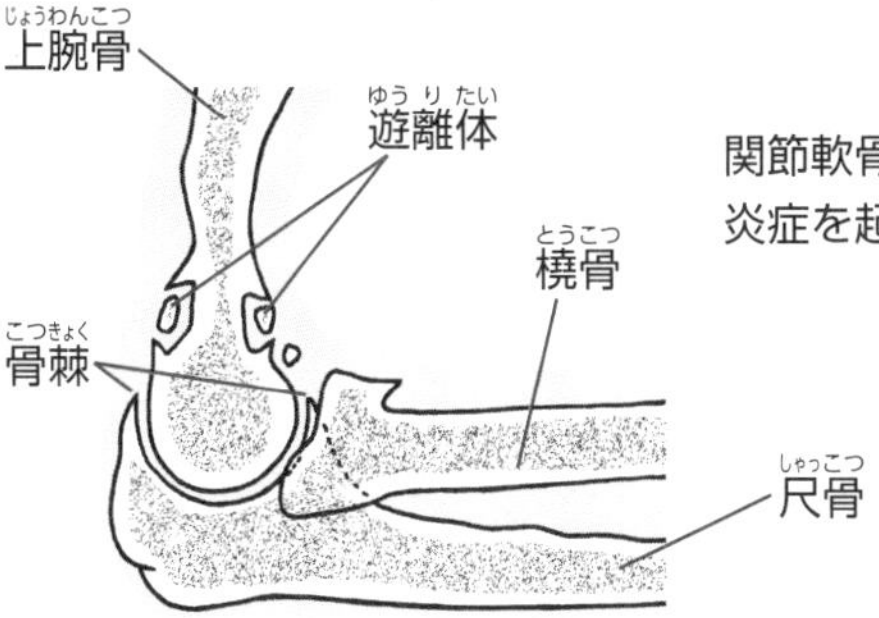


関節軟骨が摩耗《まもう》して骨棘ができ、炎症を起こす。

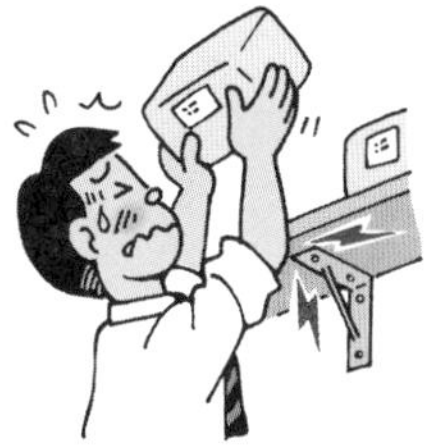

ひじを動かすと痛い。

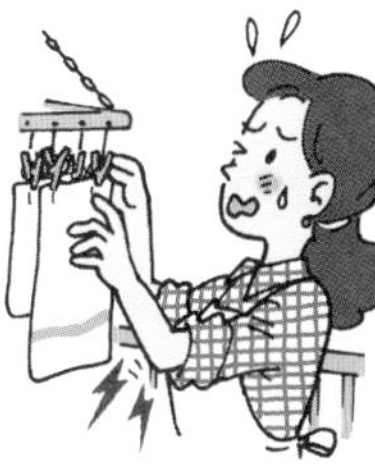

ひじの曲げる範囲が制限される。

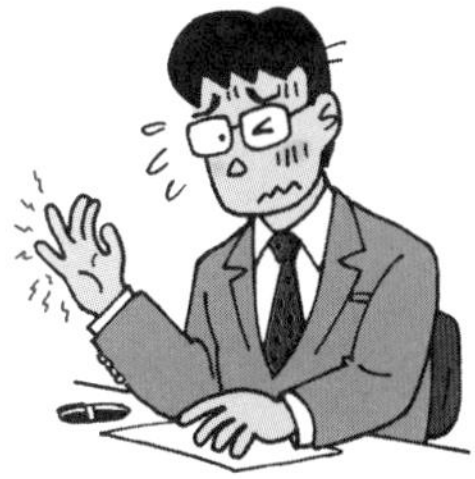

小指と薬指の半分がしびれる。

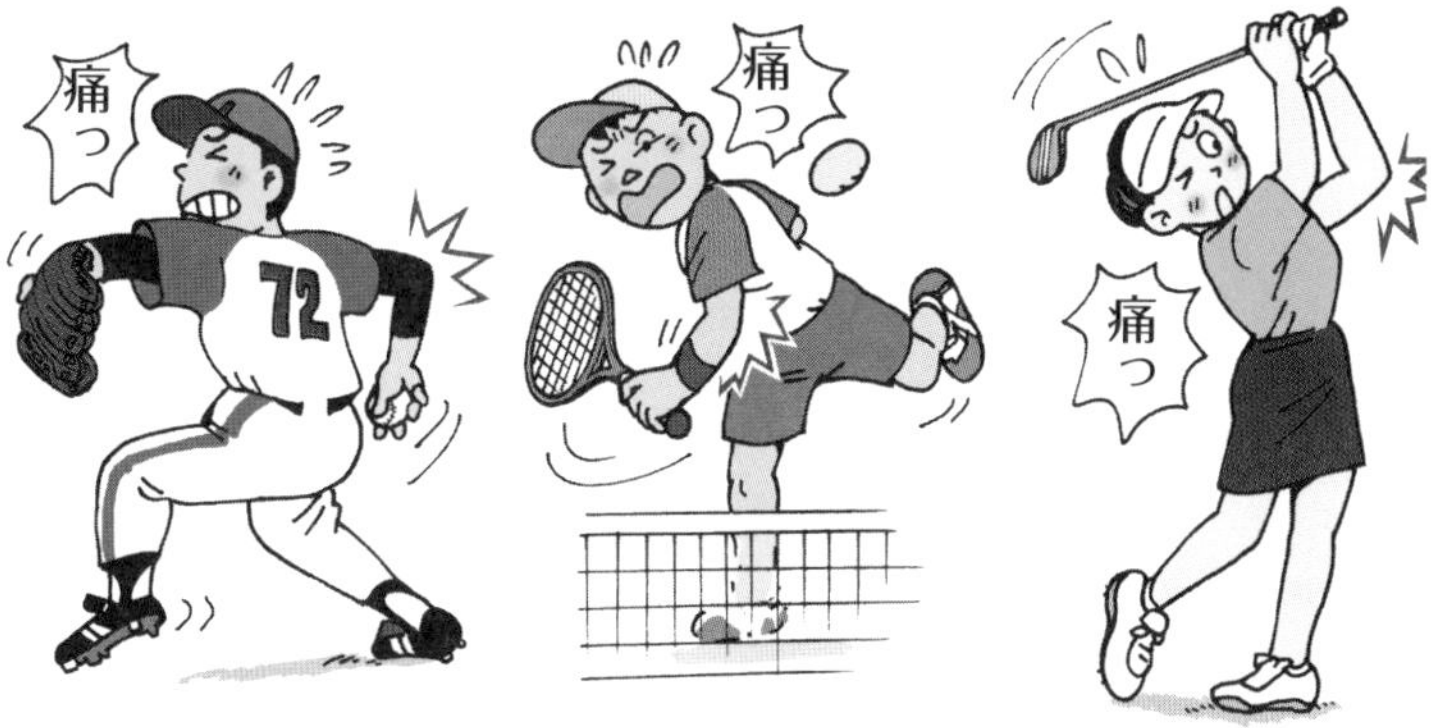


野球、テニス、ゴルフなどのスポーツ愛好家に多い。

# 変形性肘関節症②

# レントゲン検査などでひじの状態を確認する

## 骨棘の形成、骨片の遊離体などから診断を確定する

変形性肘関節症は、レントゲン検査やCT・MRI検査で骨棘《こつきょく》(骨のとげ)の形成や関節内の遊離体《ゆうりたい》などが確認でき、それによって診断が確定します。

肘関節を酷使《こくし》する職業歴やスポーツ歴、ひじの外傷の有無、肘関節が動かせなくなる「**ロッキング**」の有無、前項の症状などがある場合に変形性肘関節症を疑います。

レントゲン検査では、骨棘の形成のほか、**関節の隙間が狭くなる所見**がみられます。CTやMRI検査では、骨棘や骨片の遊離体の位置、大きさを確認できます。関節遊離体は、軟骨などの組織がはがれて関節内を遊離(移動)するもので、「**関節ねずみ**」と呼ばれます。遊離体が確認できても、場所によって痛みなどの症状が出ない場合もありますが、移動すると肘関節の可動域が制限されたり、痛みなどが出たりすることがあります。

痛みが軽いうちは**装具を用いた患部の固定**、**痛みを鎮める鎮痛薬の内服や注射**、**温熱療法などの理学療法など**で様子をみます。日常生活に支障をきたすようなら、**内視鏡手術や直視下での骨棘・滑膜《かつまく》切除などの手術**を行います。尺骨神経《しゃっこつしんけい》をはがす手術を同時に行うこともあります。

## 変形性肘関節症の検査法

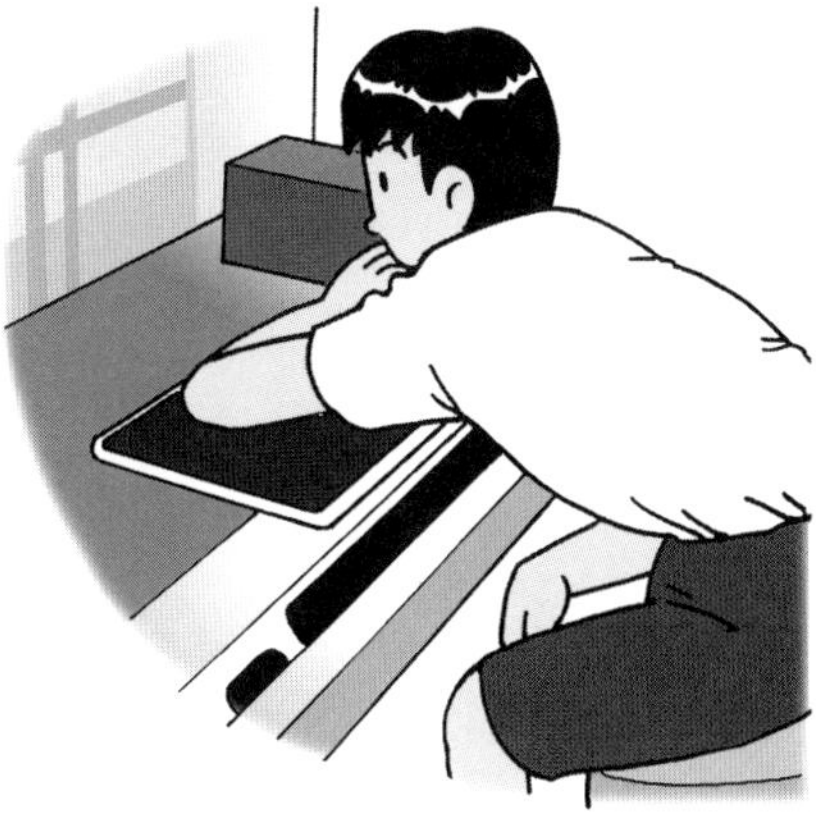

レントゲン、CT、MRI検査で骨棘《こつきょく》や骨片の遊離体などを確認する。

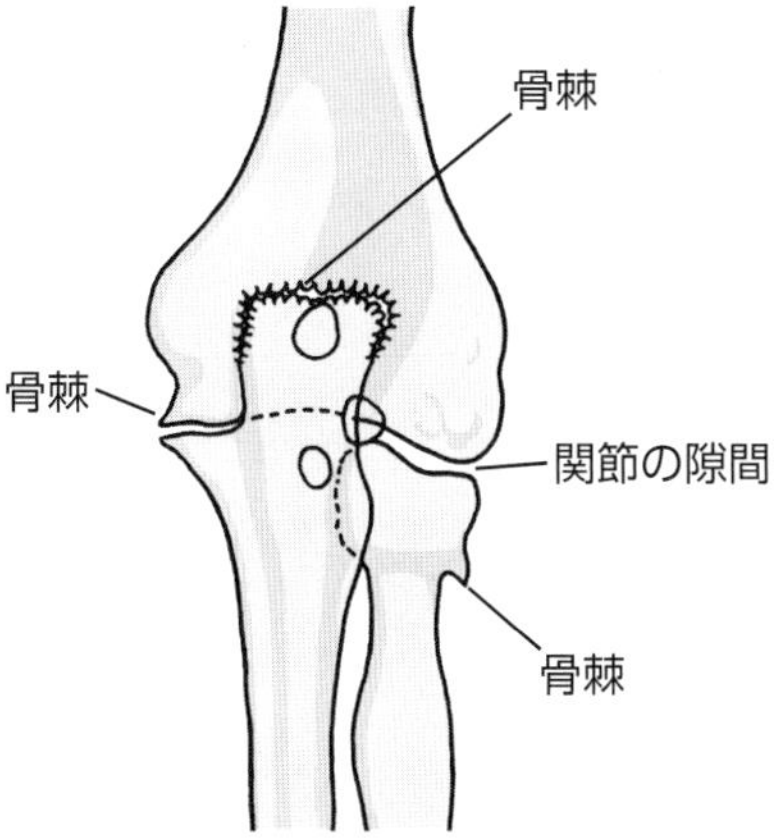


骨棘の形成や関節の隙間の狭小化をみる。

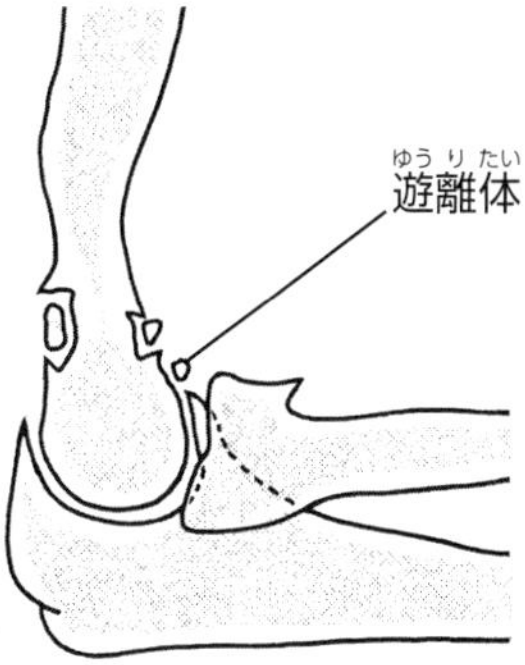


軟骨がはがれて移動する遊離体(関節ねずみ)をみる。

## 変形性肘関節症の治療法

**保存療法**　痛みが軽いうちに行う。

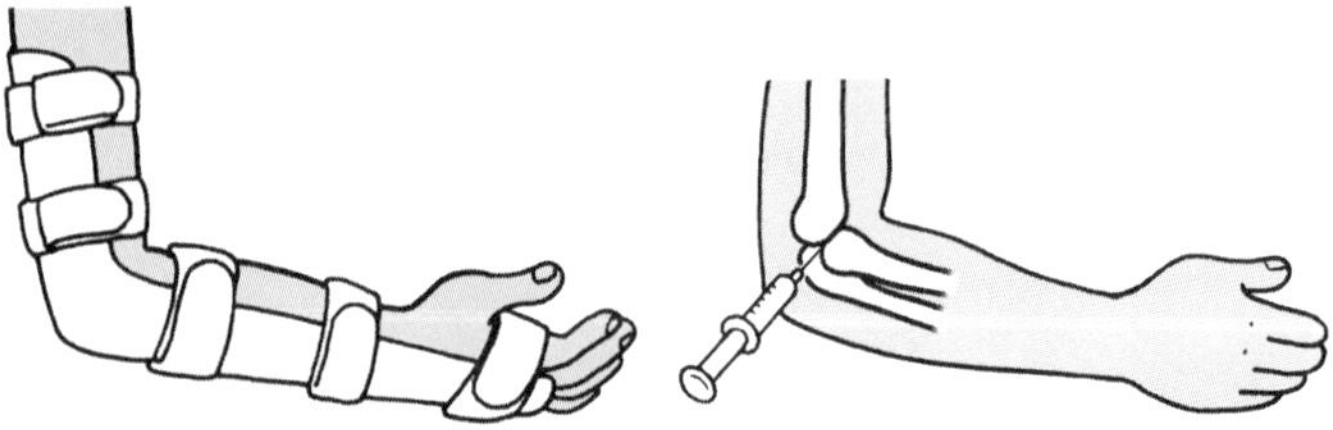

装具による患部の固定、鎮痛薬の投与などを行う。

**手術療法**　日常生活に支障がある場合に行う。

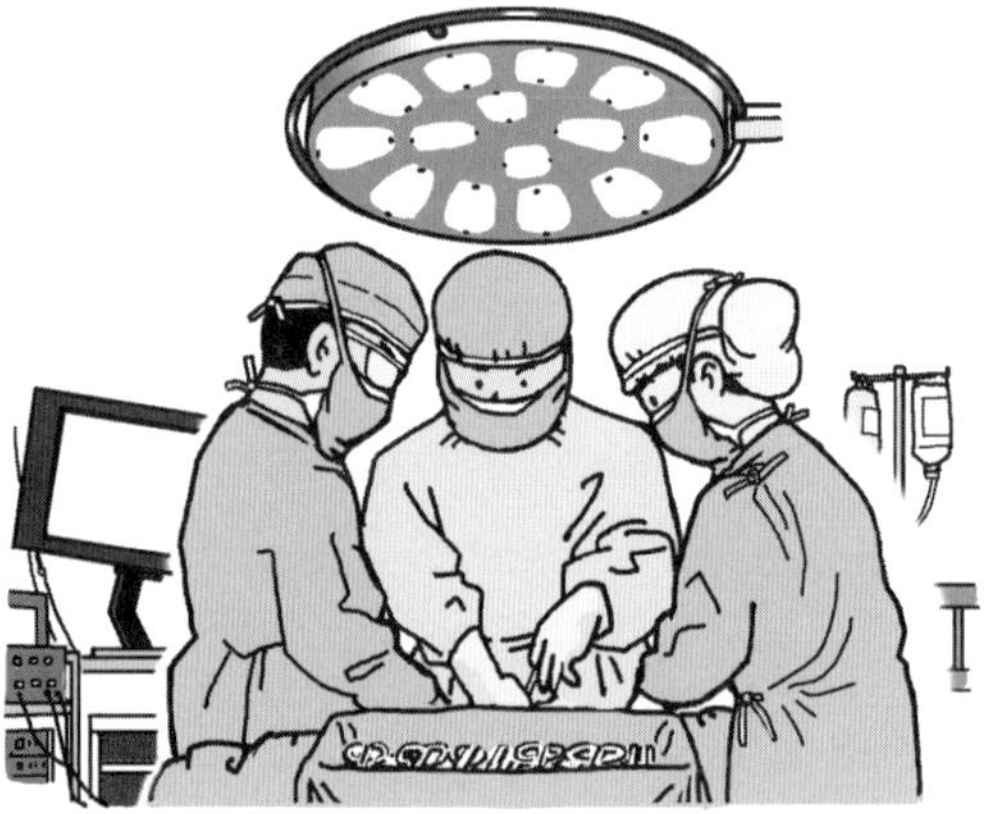

# PART 3

# 痛みなどを伴う
# その他の手の疾患

# ばね指（弾発指）①

## 腱鞘に炎症が起きて指がはねる

### 症状は朝強く出て、日中は軽減することがある

ばね指は腱鞘炎《けんしょうえん》の一症状で、弾発指《だんぱつし》ともいいます。指の曲げ伸ばしをする腱《けん》（屈筋腱《くっきんけん》）と、指を曲げるときに腱が浮き上がらないように押さえているトンネル（腱鞘）の間に炎症が起こるのが腱鞘炎で、それが進行して腱が引っかかり、**指がはねるようになった状態をばね指**といいます。

ばね指は中指・薬指・親指に好発しますが、人差し指や小指にもみられます。発症すると、**指を曲げ伸ばしするたびに、「カクッ」というような不自然な音と動き**を伴い、**指の付け根に痛みや腫《は》れ**がみられます。朝起きたときに症状はとくにひどく、指を曲げると元に戻りにくいことがありますが、日中は指の動きはスムーズになり、痛みなどの症状が消えることもあります。進行すると、腱の引っかかりが強くなり、指が十分曲がらなくなったり、ＰＩＰ関節が伸びなくなったりすることがあります。

とくに**更年期**は手指のむくみが現れるため、ばね指の好発年齢です。同様に、生理が止まる妊娠・出産後の方にもよくみられます。そのほか、糖尿病や関節リウマチの患者さんにも起こりやすい症状です。

## ばね指の主な症状

腱鞘炎《けんしょうえん》は、屈筋腱《くっきんけん》の浮き上がりを押さえるトンネル（腱鞘）に炎症が起こる状態。腱鞘炎が起こると、曲げた指がはねるようになる。

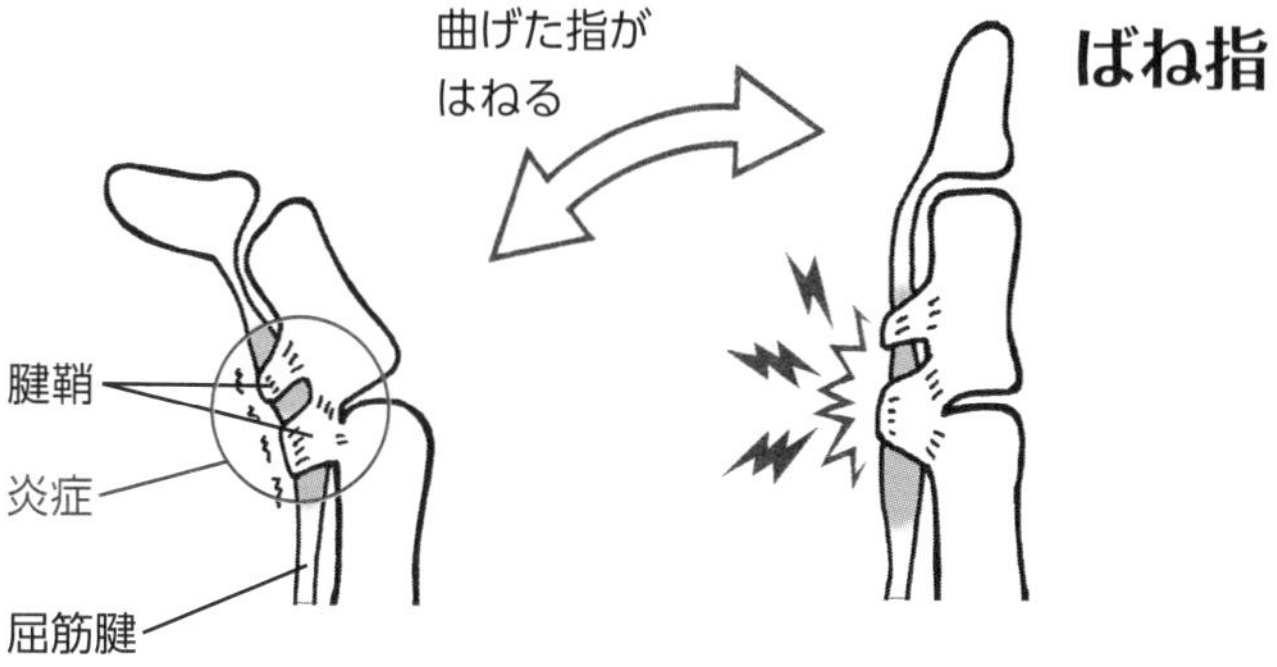


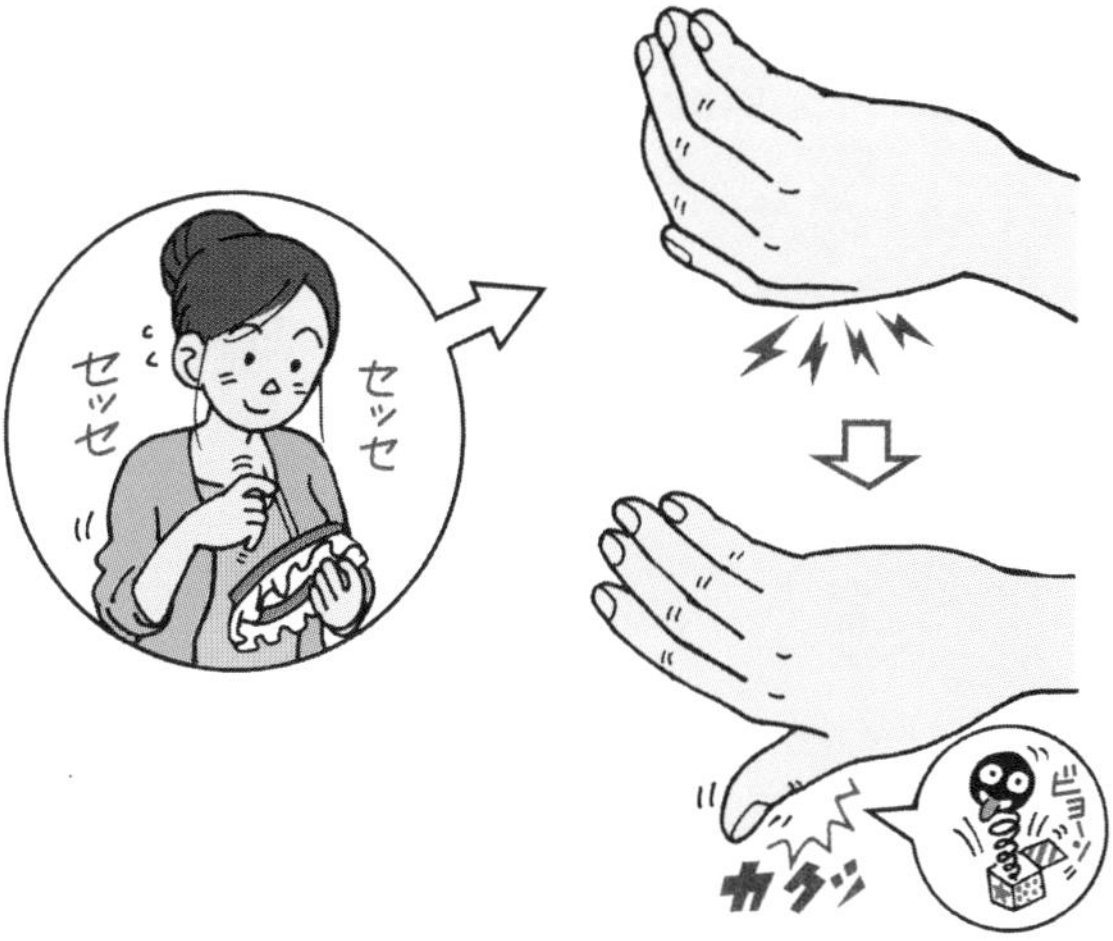


発症すると、指の曲げ伸ばしをするたびに「カクッ」と音がし、指の付け根に腫《は》れや痛みが出る。

## ばね指（弾発指）②

# 加齢、ホルモンの変調、過度の手の使用が誘因

### 治療は、むくみをとる運動や注射が一般的

ばね指は、指の付け根の圧痛や腫《は》れ、ばね現象から容易に診断することができます。

治療法は、保存療法と手術療法があります。痛みが強い、指の動きが悪い場合などでは、**腱《けん》鞘《しょう》内にステロイドと局所麻酔などの注射**を行います。ステロイドはトリアムシノロンが有効で、1回の注射で治ってしまうこともありますが、その確率は30〜40％です。残りの患者さんは3か月〜6か月で再発します。再発した場合、再度注射を検討しますが、腱や腱鞘の断裂の報告例もわずかながらあるため、当院では3回までの注射と説明しています。

ばね指の原因としてむくみがベースにあることが多いので、**手を温め、むくみをとるために手を上げて振ったり、グーパーしたりする運動**がよいでしょう。とくに朝、症状が強いことが多く、**手指の拳上運動をすることが重要**です。軟膏などの鎮痛薬を塗ったり、朝、ばね現象で指が曲がったままになっている場合は、**夜間、指を伸ばした状態で添え木や棒状の割り箸などで固定する**ことも有効です。

注射を行っても症状の改善が認められないときや再発を繰り返すようなときには、腱鞘の一

部を切開する**腱鞘《けんしょう》切開術**を検討します。局所麻酔で行うことが可能で入院の必要もなく、手術により根治が可能です。

## ばね指の治療法

### 保存療法

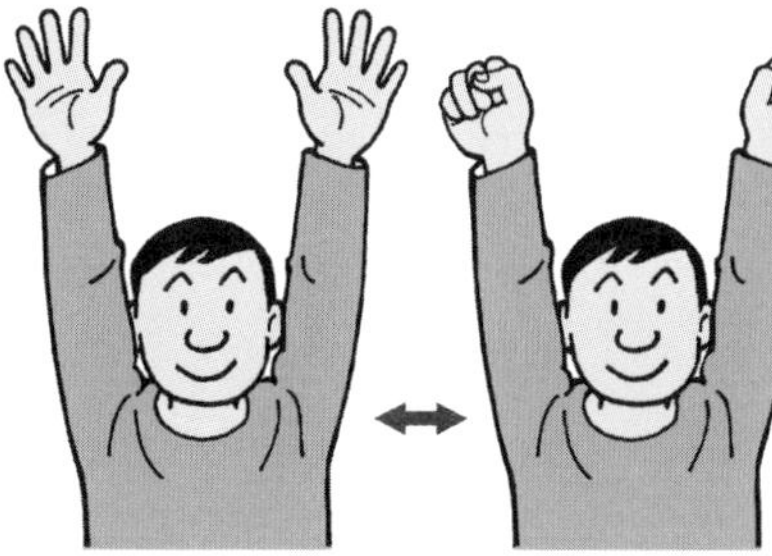

朝方に手指の挙上運動を行う。

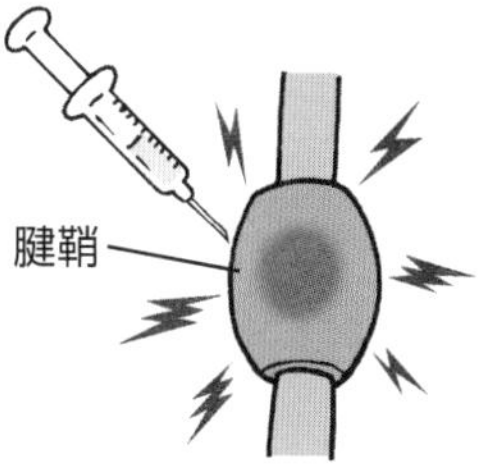


腱鞘《けんしょう》内にステロイドと局所麻酔などの注射を行う。

### 治療法

保存療法で改善しない場合は、腱鞘の一部を切開する手術（腱鞘切開術）を検討する。

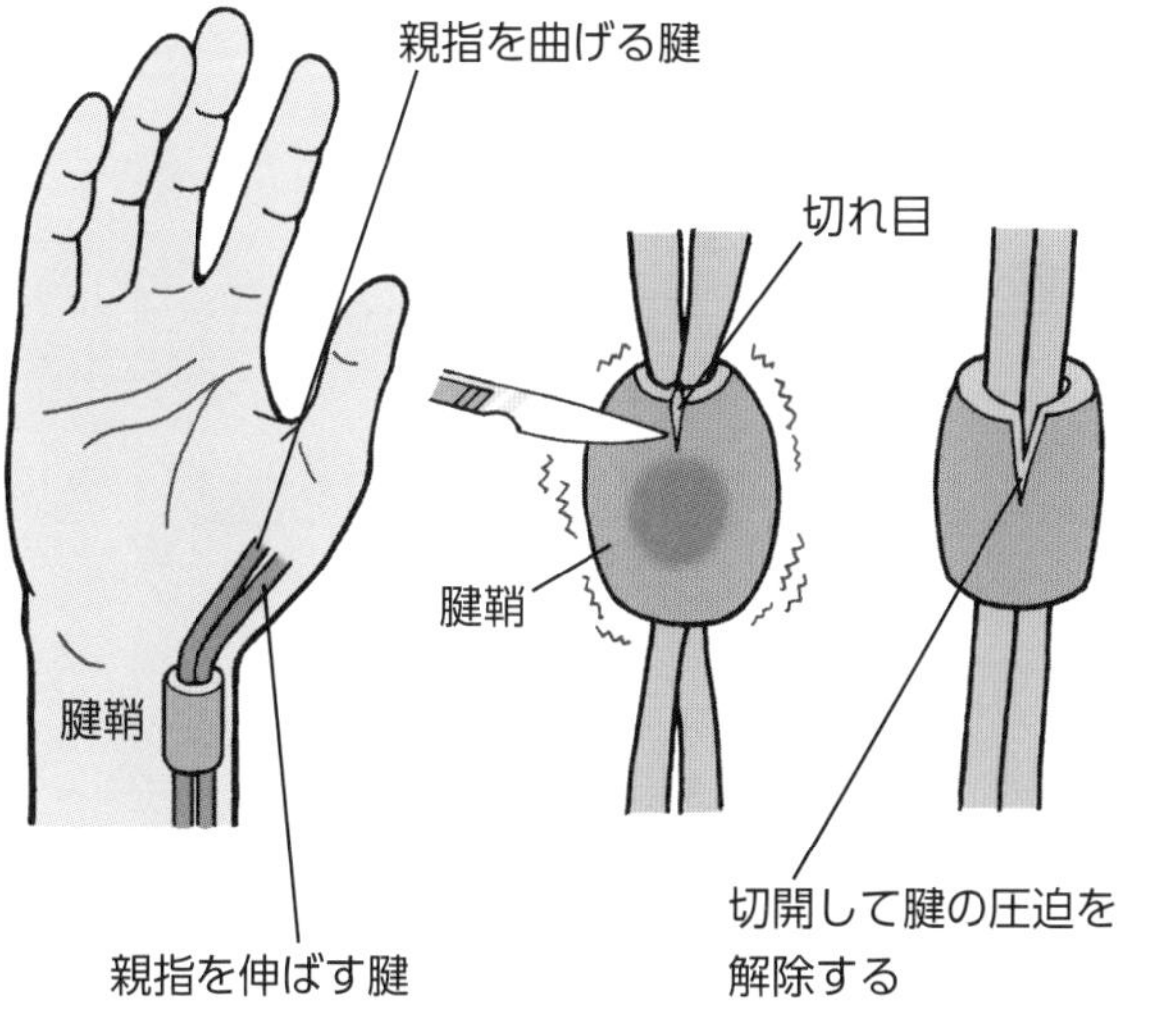

# ドケルバン病（狭窄性腱鞘炎）①

## 親指を広げる、伸ばす動きに支障が出る

### 親指を広げる、伸ばす動作を繰り返すことで発症する腱鞘炎

親指を広げると、親指の下から手首にかけて腱《けん》が張っているのがわかると思います。この腱には2種類あり、親指のMP関節を伸ばす働きをする短母指伸筋腱《たんぼししんきんけん》と、親指を広げる働きをする長母指外転筋腱《ちょうぼしがいてんきんけん》です。これらの腱が通るトンネル（腱鞘《けんしょう》）に炎症や痛みが生じるのがドケルバン病で、腱鞘周辺に生じる腱鞘炎です。

親指を広げたり伸ばしたりする動作を繰り返すことで腱と腱鞘の間がこすれ、腱が通過障害を起こすことが発症の原因です。その結果、その下の**手首周辺が腫《は》れたり痛んだりし、親指を広げたり、伸ばしたりする動きがスムーズでなくなります**。腱鞘の入り口にガングリオン（138ページ参照）という腫瘤《しゅりゅう》を合併することもあります。

日常では手指を温め、冷やさないように注意しましょう。手はなるべく上げ、また親指を広げすぎないようにします。指を広げてピアノを弾いたり、新生児の頭を親指を広げて支え、入浴させたりすると痛むことがあります。妊娠出産を契機に生じた場合は、ホルモンの分泌が従来どおり順調になると症状も自然ととれることがあります。

**更年期以降の女性や、出産後の子育て中の患者さんに好発**します。ホルモンバランスの乱れにより、手指がむくんだ状態で親指を広げる動きを繰り返すことにより生じると考えられています。

## ドケルバン病の主な症状

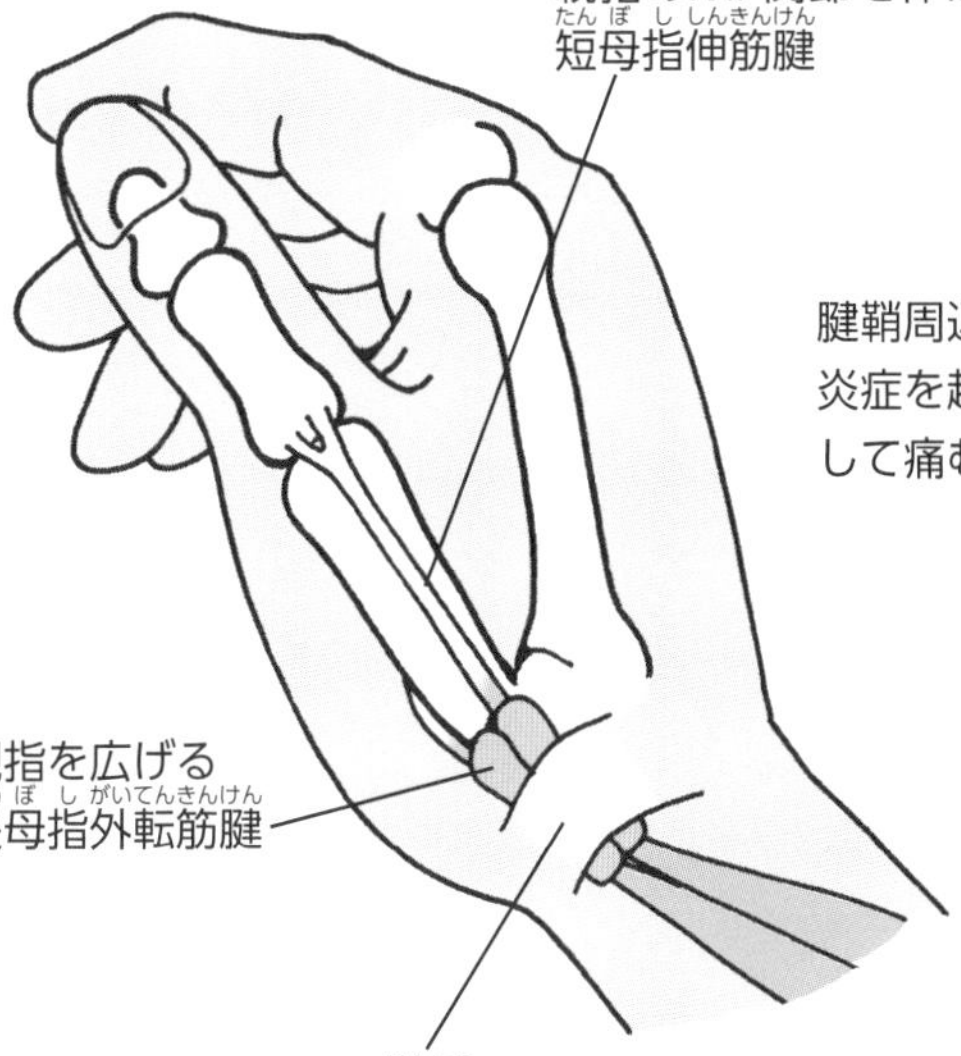


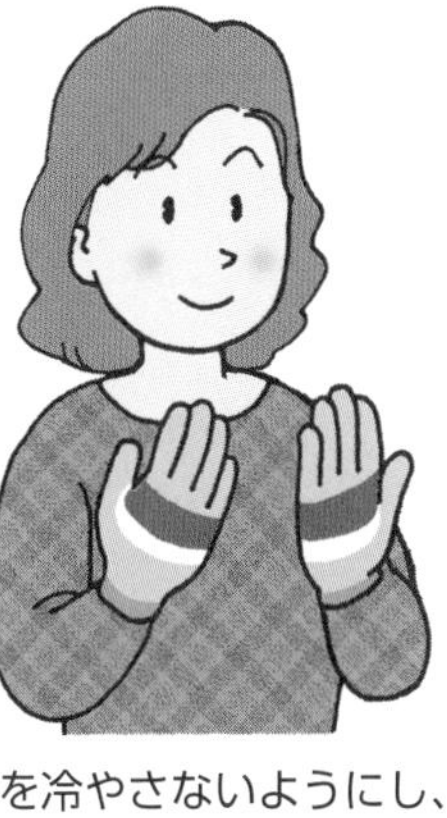

手を冷やさないようにし、手は下げずに親指を広げないようにする。

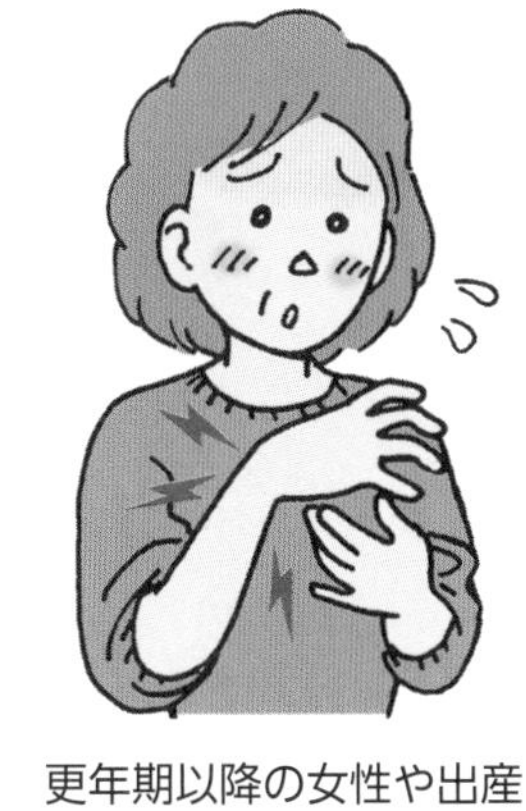

更年期以降の女性や出産後の子育て中の患者さんに好発する。

## ドケルバン病（狭窄性腱鞘炎）②

# 患部を固定し、湿布や薬で対処する

### 湿布などで改善しない場合はステロイドなどの注射を行う

手首の親指の根元に腫《は》れや圧痛があり、親指を握った状態で手首を小指側に曲げると痛みが強くなることで診断がつきます（**フィンケルシュタインテスト**）。

治療法には保存療法と手術療法があります。

保存療法では、まずは親指を広げる、伸ばす動作を控えるように指導し、**テーピングや装具などで患部を固定**して安静を保ちます。適宜**湿布や鎮痛薬入りの軟膏**を用いて治療します。ばね指と同様に手指のむくみがベースにあることが多く、**手指を上げてグーパー運動**をするよう指導します。

保存的治療で改善しない場合は、**腱鞘《けんしょう》内にステロイドと局所麻酔の注射**を行います。この注射はよく効きますが、再発を繰り返す場合は手術を考慮します。**腱鞘を切開する手術**ですが、2本の腱の間に隔壁《かくへき》が存在することがあり、2本の腱が十分開放されたことを確認する必要があります。

## ドケルバン病の検査法、治療法

### 検査法 フィンケルシュタインテスト

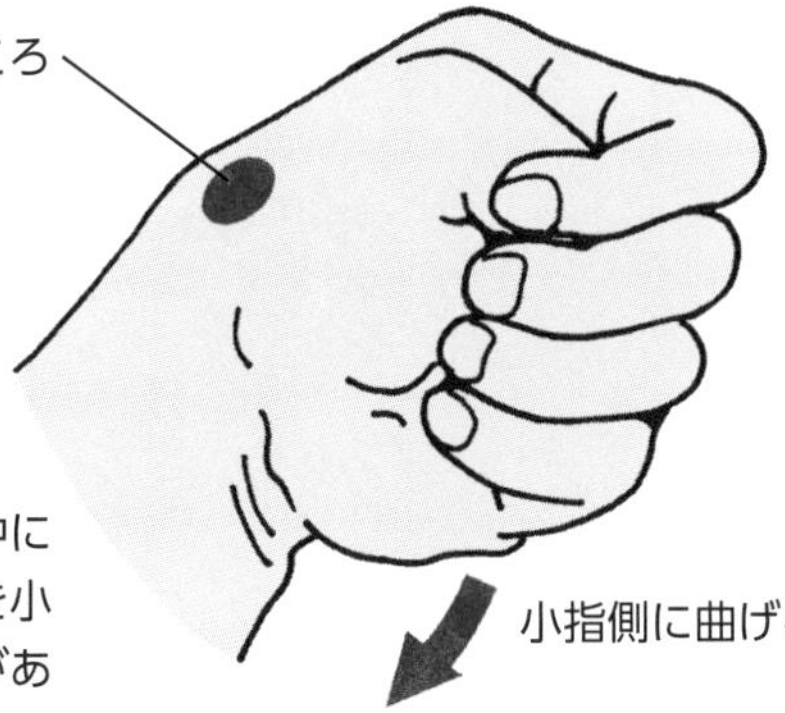


親指をほかの指の中に入れて握り、手首を小指側に曲げて痛みがあることで診断する。

### 治療法 保存療法

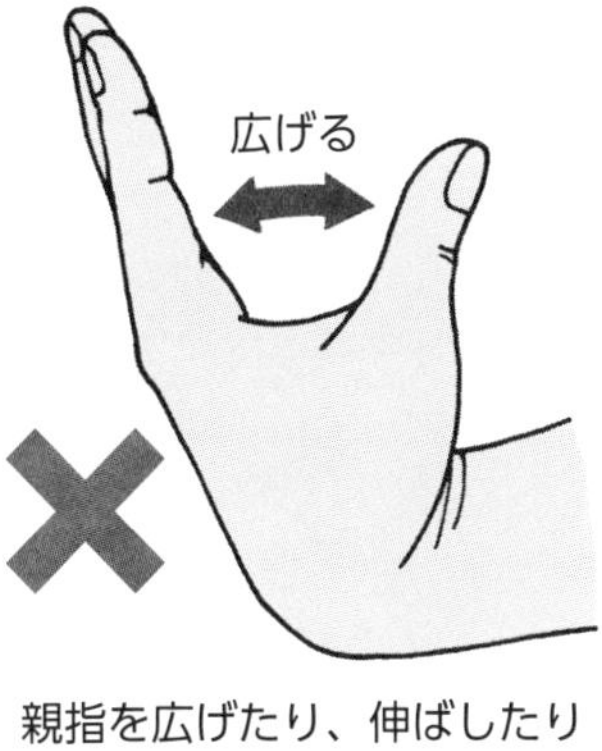


親指を広げたり、伸ばしたりする動作を控える。

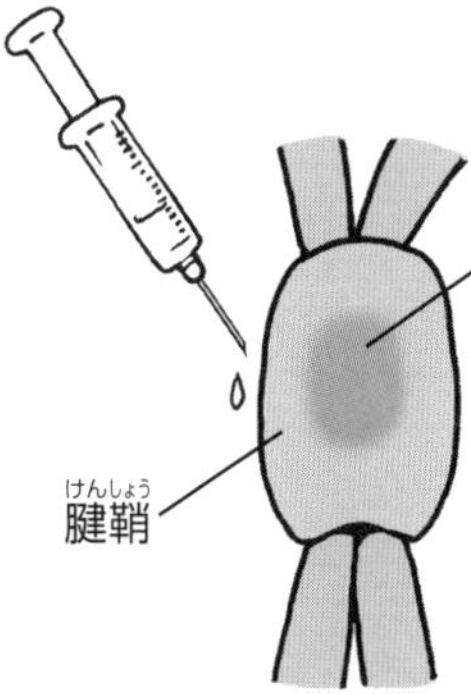


腱鞘内にステロイド注射で炎症を抑え、テーピングや装具などで固定する。

※保存的治療で改善しない場合は、腱鞘を切開する手術が検討される。

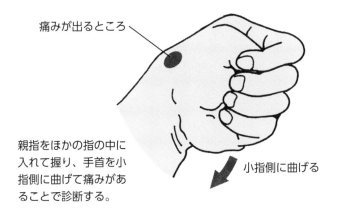

## ガングリオン①

# 手首周辺の甲側に良性のこぶができる

### 神経が圧迫されると、痛みやしびれなどを伴うこともある

ガングリオンは、主に**手首周辺の甲側(手の甲)にできる腫瘤《しゅりゅう》(こぶ)**です。手のひらの腱鞘《けんしょう》部分にできることもあります。こぶの大きさは米粒大から小指大までいろいろとあり、中にはゼリー状の物質が詰まっています。触ると、軟らかいものから硬いものまでありますが、がんと違って悪性のものではありません。

通常は、こぶ以外にこれといった症状はありませんが、こぶが神経の近くにできたりすると、神経が圧迫されて、**痛みやしびれなどが生じる**ことがあります。

ガングリオンは、関節を包んでいる関節包《かんせつほう》や腱鞘部分から発生します。腱や腱鞘の潤滑液《じゅんかつえき》である滑液《かつえき》や関節液がガングリオンの袋に包まれてゼリー状になり、こぶを形成します。安静を保っていると、こぶは小さくなることもありますが、手を酷使《こくし》するとだんだん大きくなっていきます。

原因は、はっきりしていません。なお、ガングリオンは関節や腱鞘のあるところなら、手以外にも体のどこにでもできます。

## ガングリオンの病態、主な症状

**病態** 滑液《かつえき》や関節液がガングリオンの袋に包まれてこぶを形成する。痛みやしびれを伴うこともあるが、無症状のことも多い。

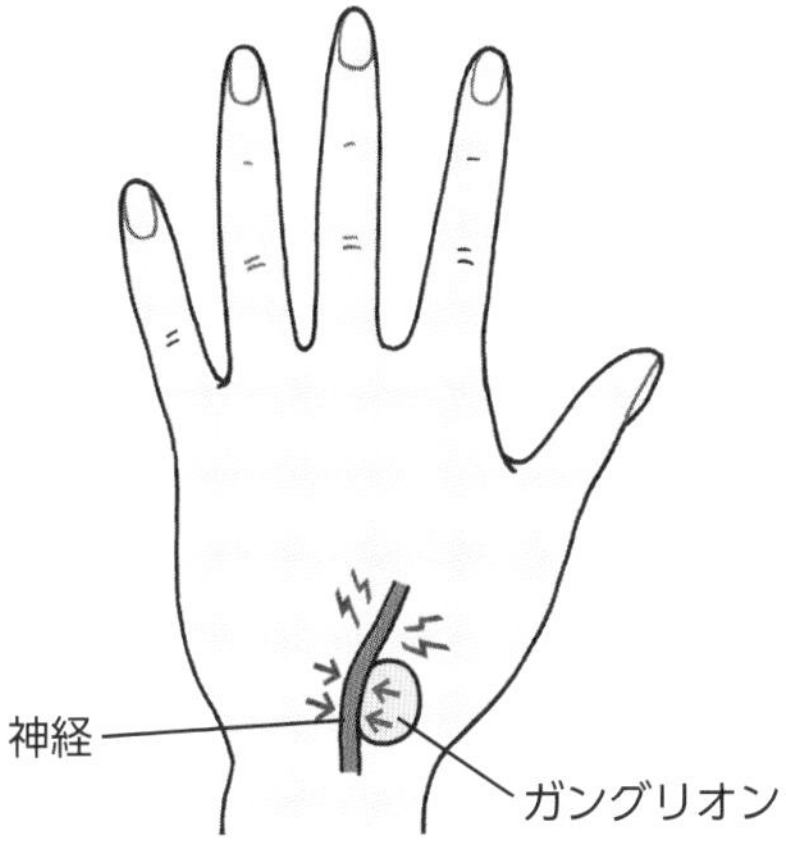


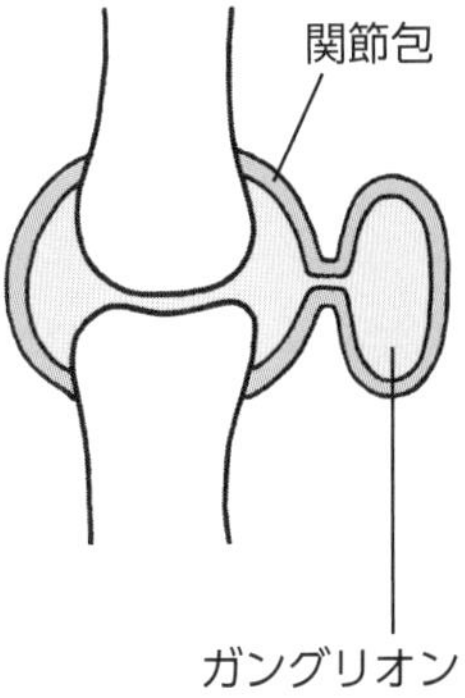


**主な症状**

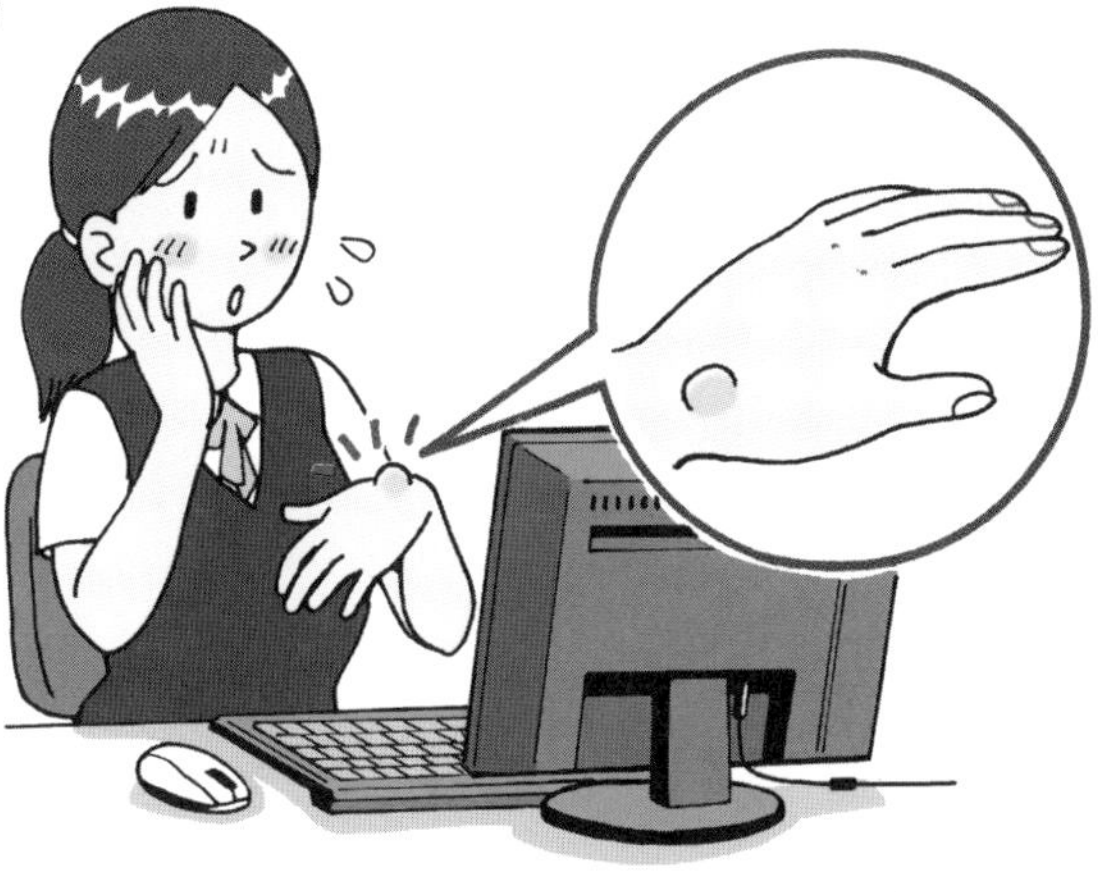

症状のないことも多いが、手をついたりすると痛みが出る。

ガングリオン②

# 痛みが強いガングリオンは治療が必要

## 手を酷使しないように安静を保つ保存療法が基本

こぶに注射針を挿入してゼリー状の物質が吸収できればガングリオンと診断します。強く圧迫することでつぶれることもあり、注射の前に押してなくなってしまうこともあります。外見からこぶが認められない不《ふ》顕《けん》性《せい》のガングリオンもあり、超音波検査やＭＲＩなどの画像検査によってチェックします。

ガングリオンと診断されても、**症状がない場合は治療の必要はありません**。ただし、見た目が悪いので治療を希望される場合があります。

保存療法では手をつかないようにするなどの指導をしますが、放置していても自然と小さくなることがあります。安静だけでは改善しない場合は、**注射器でガングリオンの内容物を吸引・排出**します。一度の吸引で治ることもありますが、再発率が高いので、繰り返し行うことも少なくありません。

再発を繰り返すような場合や、痛みなどの症状が強い場合は、**ガングリオンを摘出する手術**を検討します。

## ガングリオンの検査法、治療法

### 検査法

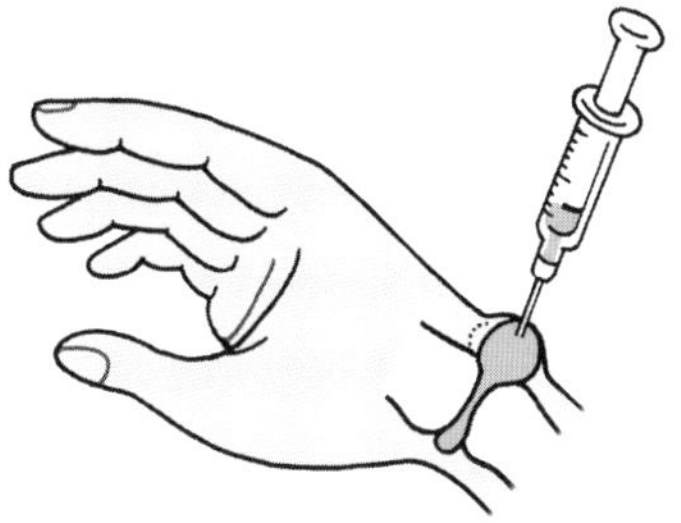

注射器でこぶからゼリー状の物質が吸引されればガングリオンとなる。

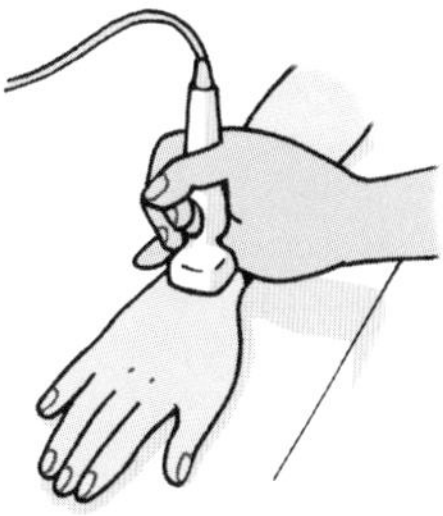

外見でこぶが確認できない場合は、超音波検査やＭＲＩの画像診断を行う。

### 治療法

#### 保存療法

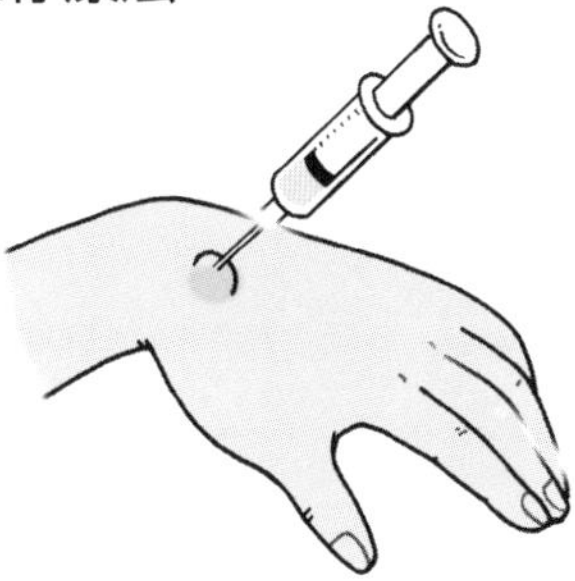

注射器でガングリオン内の物質を吸引・排出したり、圧迫してつぶしたりする。

#### 手術療法

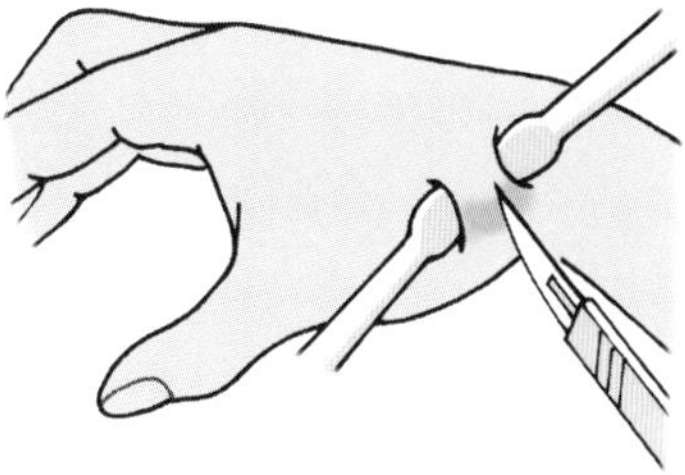

再発するような場合は、ガングリオンの摘出手術を行う。

# キーンベック病（月状骨軟化症）

## 手首の痛みや腫れ、握力低下がみられる

### 手首の月状骨がつぶれて扁平になって痛む

手首にある月状骨《げつじょうこつ》がつぶれて扁平になった状態です。月状骨は軟骨のみで覆われており、血流障害を起こしやすく、そのため壊死《えし》しやすいと考えられています。利き手に多くみられ、手を使用したあとに**急に手首が痛みや腫《は》れが出て、動かすと痛みます。外傷を伴うこともあります。大工・庭師など手を使う職業**の20代～50代の男性によくみられます。しかし、女性や高齢者にも発症することがあり、はっきりした原因はわかっていません。

手首の痛みや腫れ、握力の低下や手首の運動制限などの症状に加えて、手背の中央付近に圧痛があり、レントゲン検査やＭＲＩなどで、月状骨の血行不良や扁平化が確認できると、診断は確定します。進行すると手関節の変形性関節症になることもあります。

**初期は装具による固定**で安静を保つことで症状はコントロールできることも多いのですが、痛みがとれない場合や力仕事など手首を酷使《こくし》する職業に従事している場合は手術を考慮します。月状骨への圧力を減らす**橈骨《とうこつ》短縮骨切り術や、壊死した月状骨へ血管を移植したり、血行のある骨を移植したりする手術**などが検討されます。

## キーンベック病の主な症状、治療法

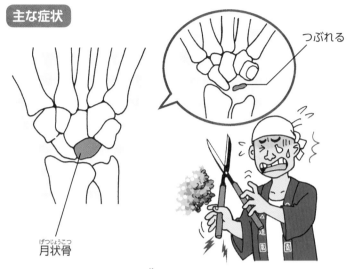

### 主な症状

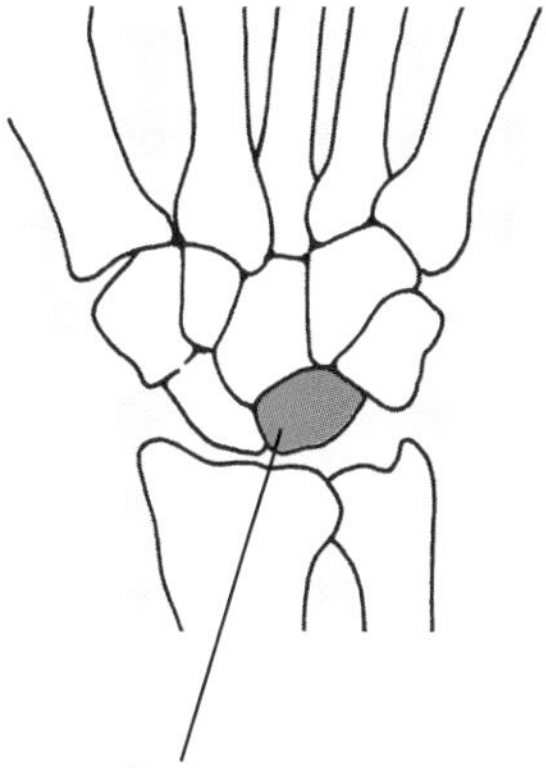

手首にある月状骨がつぶれて腫《は》れ、痛みが出て、手に力が入らなくなる。

手を使う庭師や大工などに多い。

### 治療法

装具で固定する。

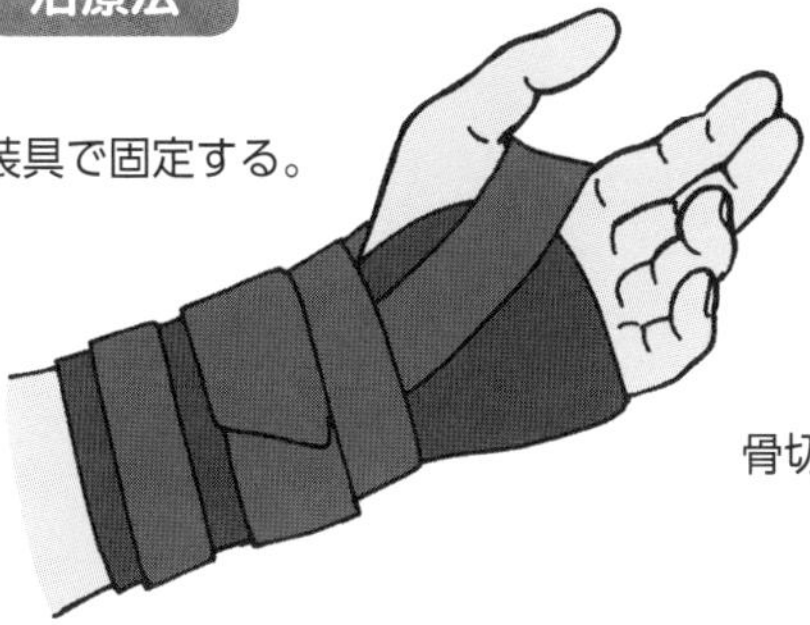

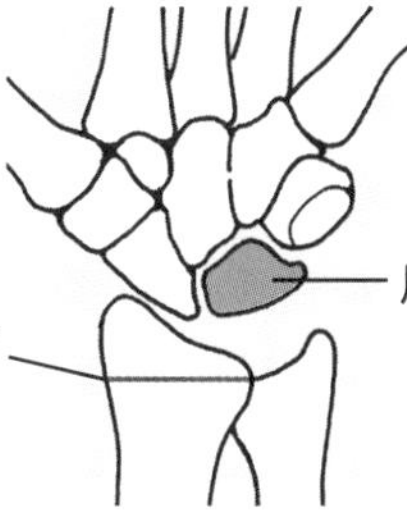


改善しないときは、前腕の橈骨《とうこつ》を骨切りして月状骨にかかる力を減らすなどの手術を行う。

## TFCC（三角線維軟骨複合体）損傷

# 手首をひねったときに痛む手関節の損傷

### 野球、テニス、ゴルフといったスポーツ愛好家によくみられる

三角線維軟骨複合体《さんかくせんいなんこつふくごうたい》（TFCC）は、手関節の尺側《しゃくそく》（小指側）にある組織です。この部分の損傷をTFCC損傷といいます。ドアを開閉するために**ドアノブを握ったり、小指側に手を曲げたりひねったりする**と痛みます。手をついて痛むこともあります。

野球やテニス、ゴルフなどのスポーツ愛好家によくみられます。**転倒などによる外傷や骨折に伴うもの**もあります。

手関節を尺側にひねったときの痛み、TFCCを圧迫したときの痛みから診断は可能ですが、レントゲンでは尺骨《しゃっこつ》が橈骨《とうこつ》よりも長い場合があり、チェックが必要です。MRIや関節造影を行い、TFCCの損傷を確認することもあります。

治療は、まずは保存療法により、**手首をテーピングやサポーターで固定**して安静を保つことを第一とします。立ち上がるときなどに手のひらをついて手首に負担をかけることは避けるように指導を行います。固定で痛みがとれないときは、**ステロイド薬と局所麻酔薬をTFCC周囲に注射**することでよく効くこともあります。

以上の保存的治療でも症状がとれない、あるいは症状の再発を繰り返す場合は、**内視鏡を用いてＴＦＣＣを修復したり、骨切り（尺骨短縮術）を行い、ＴＦＣＣに対する負担を減らす手術**を行うこともあります。

## TFCC損傷の主な症状、検査法

**主な症状**　TFCCは手関節の小指側にある組織。ここを損傷すると、ドアノブをひねるときなどに痛む。スポーツ愛好家に多い。

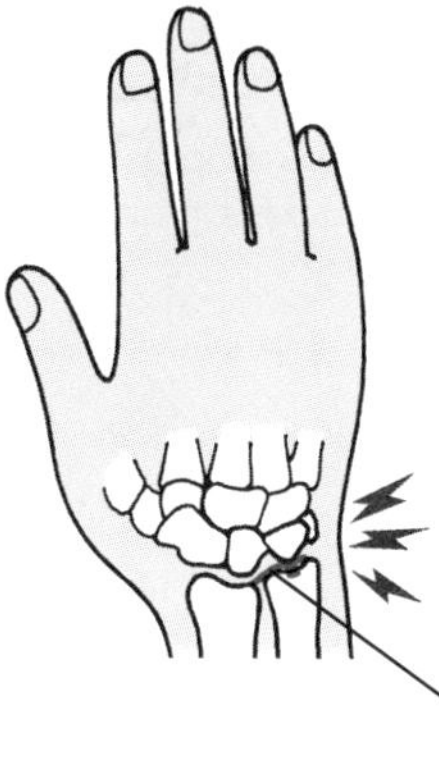


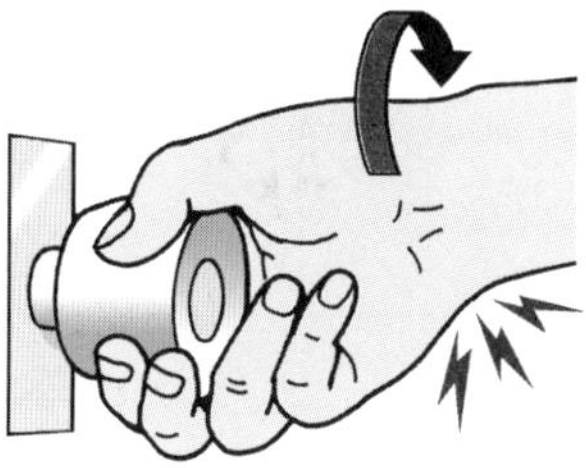

**検査法**

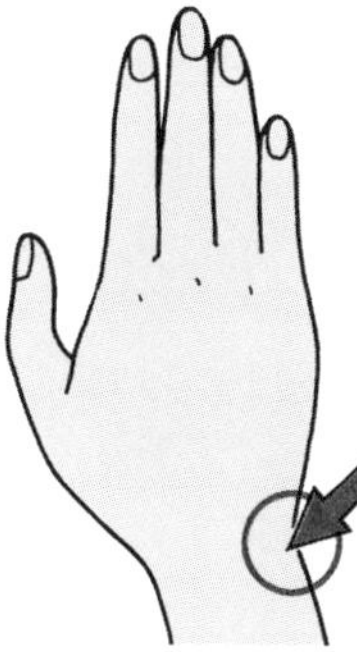


TFCCを押したときに痛みがあればTFCC損傷が疑われる。

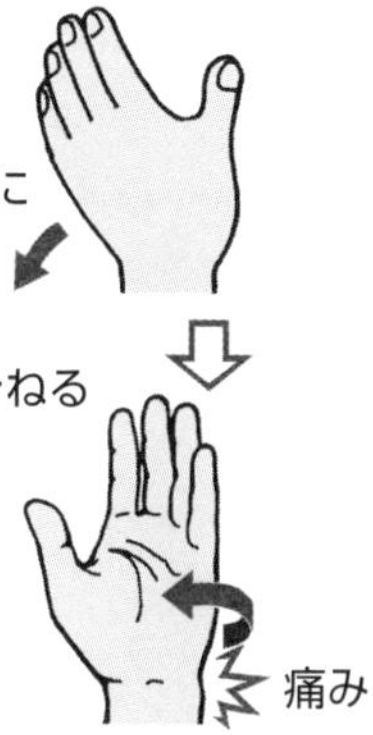


手関節を小指側に屈曲した状態で手関節をひねり、痛みがあればTFCC損傷が疑われる。

マレット変形

# 突き指などにより手指のDIP関節が伸びなくなる

## 指を伸ばす腱が切れる場合と腱がついている骨が折れて起こる場合がある

マレット変形(マレットフィンガー)は、**手指のDIP関節が木槌のように曲がってしまった状態**です。自分で指先を伸ばそうとしても伸びませんが、反対の手で補助すれば伸ばせます。スポーツ愛好家などに多くみられ、原因はボールが当たるなどの**突き指などによるものが多い**のですが、指を何かに突いたときに生じることもあります。

**指を伸ばす伸筋腱《しんきんけん》が切れる**ことによって生じる場合と、指のDIP関節で**指を伸ばす伸筋腱がついている骨が折れて起こる**場合があり、腱が切れた場合を**腱性マレット**、骨折した場合を**骨性マレット**といいます。

診断はレントゲン検査で容易にできます。レントゲンで骨折がない場合は、**腱性マレット**として保存的治療を行います。固定装具やシーネ(副木)を用いて、6週間～8週間DIP関節を伸ばした状態(伸展位《しんてんい》)で固定します。場合により、DIP関節を伸展位で針金によって固定することもあります。

レントゲンで骨折を認めた場合は、骨片が引っ張られてずれていることが多く、保存的治療では骨《こつ》癒《ゆ》合《ごう》(骨がくっつくこと)が期待できないこともあり、**針金を用いて折れた骨と関節を固定する手術**を行います。

## マレット変形の主な症状、治療法

### 主な症状

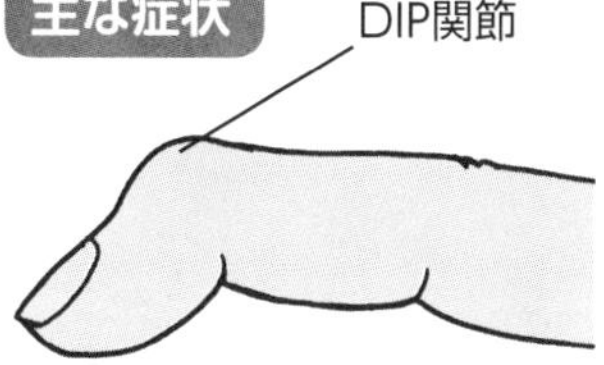


手指のDIP関節が曲がってしまい伸ばせない。
一方の手で補助すれば伸ばせる。

2つのタイプ

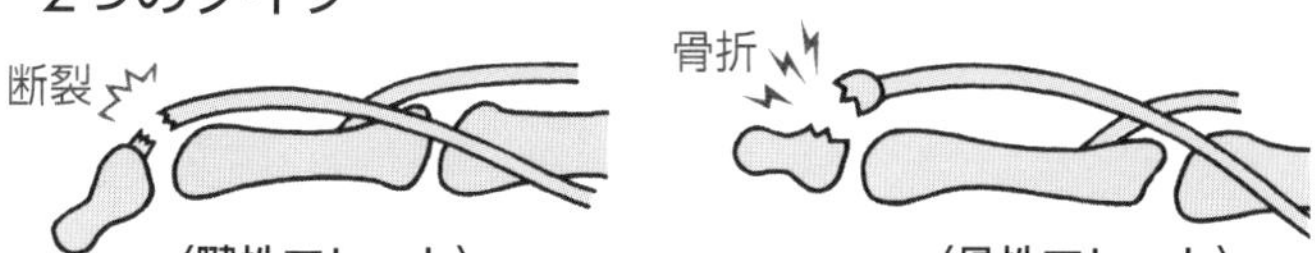


〈腱性マレット〉　〈骨性マレット〉

突き指などにより

指を伸ばす腱《けん》が切れる。

指を伸ばす腱がつく骨が折れる。

### 治療法

〈腱性マレット〉
➡保存療法が基本

〈骨性マレット〉
➡手術を行う場合もある

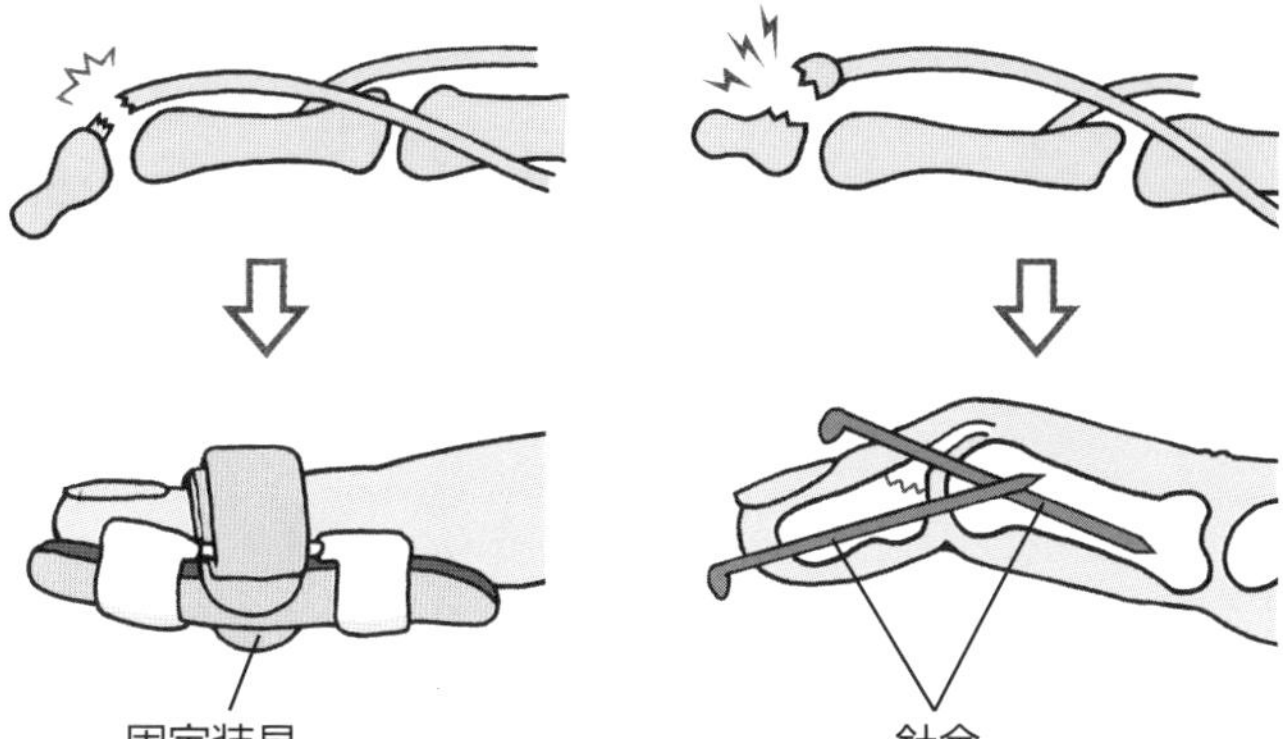


固定装具で指を固定する。

皮膚の上から針金を2～3本刺して固定する。

# デュピュイトラン拘縮

## 指の関節の一部が曲がって伸びなくなる

### 指が伸ばしにくくなると日常生活に不自由が生じる

物がすべることなくしっかりと握れるのは、手のひらの線維性の手掌腱膜《しゅしょうけんまく》という組織が皮膚を支えているからです。手掌腱膜は扇状に広がり、前腕の屈側（折れ曲がる側）中央を走る長掌筋腱《ちょうしょうきんけん》につながっています。デュピュイトラン拘縮《こうしゅく》は、手のひらにある**手掌腱膜が肥厚し、指のMP関節やPIP関節が徐々に曲がって伸びなくなる病気**です。手のひらに硬くなった腱膜がこぶとして触れることもあります。とくに薬指や小指に多くみられますが、親指と人差し指の間に生じることもあります。屈曲は可能で痛みはありません。進行すると**手の皮膚が引きつって指が伸ばしにくくなり、**日常生活に不自由が生じることもあります。足底にある腱膜（足底《そくてい》腱膜《けんまく》）の肥厚を合併することもあります。

高齢の男性や糖尿病の患者さんにしばしばみられますが、原因ははっきりしていません。

手のひらの硬結と指の伸展障害などにより診断は容易ですが、伸展障害が軽度で日常生活に支障がないときは経過観察とします。症状が徐々に進行し、日常生活に不自由をきたす場合は、硬くなった手掌腱膜を切除する手術を検討します。

最近では、注射により硬くなった手掌腱膜を切る治療が登場し、手術まで至らないケースが増えています。

## デュピュイトラン拘縮の主な症状、治療法

### 主な症状

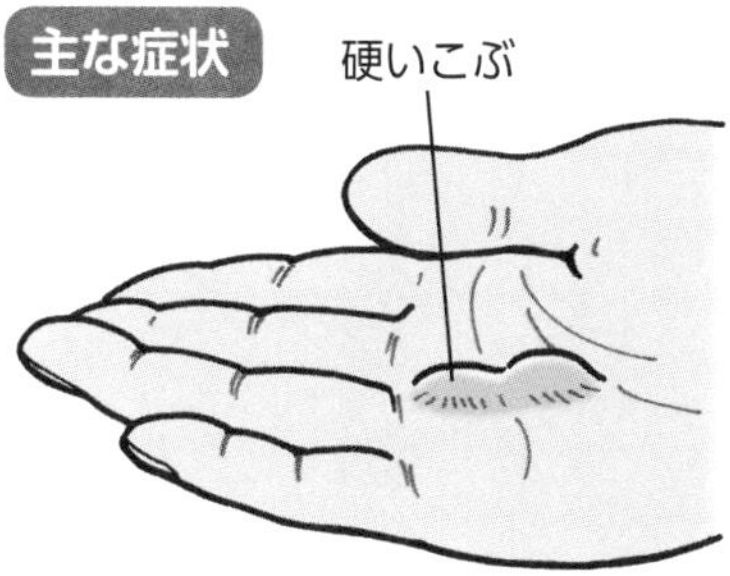


指の下方の手のひらに硬いこぶができる。進行すると皮膚が引きつって指が伸ばしにくくなる。高齢の男性、糖尿病の人に多い。

### 進行具合

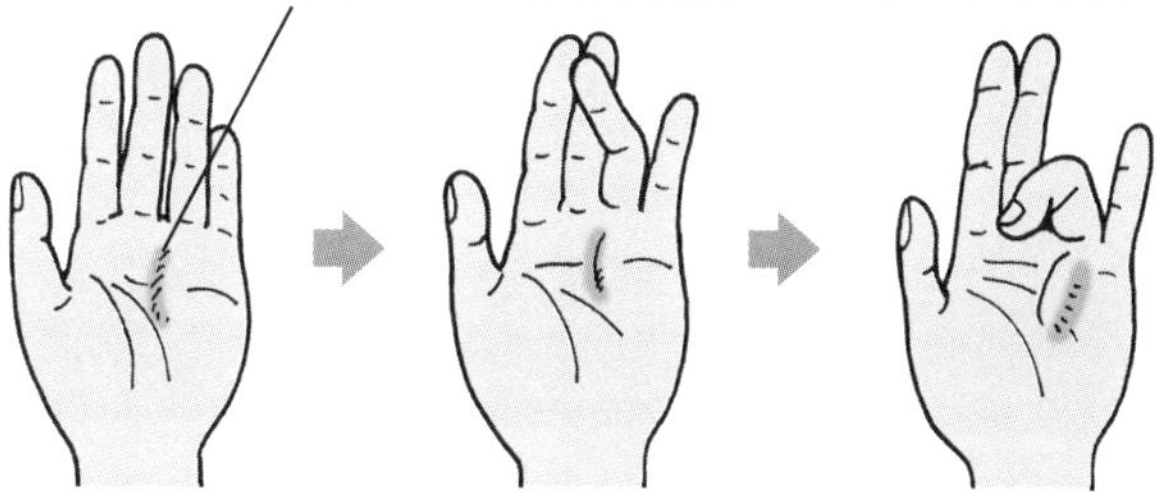


### 治療法

手術

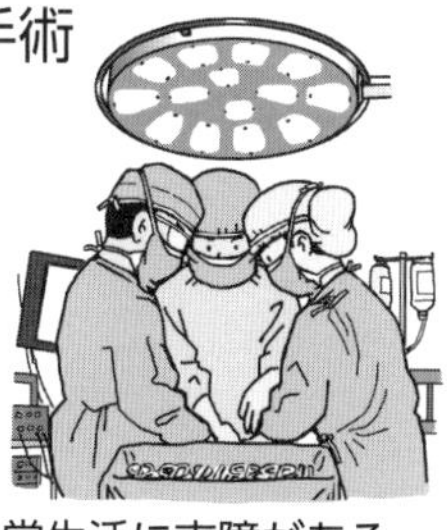

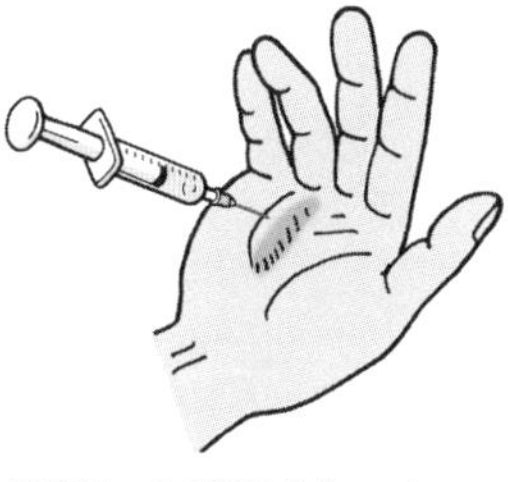

日常生活に支障がある場合は、腱膜切除《けんまくせつじょ》手術を行う。 **最近は** → 注射により硬くなった手掌腱膜《しゅしょうけんまく》を切るケースが増えた

# 母指MP関節靭帯損傷・屈筋腱損傷

母指MP関節靭帯損傷は、親指のMP関節を支える靭帯がスポーツなどで損傷する

## 母指《ぼし》MP関節《かんせつ》靭帯《じんたい》損傷《そんしょう》

物をつまんだり、つかんだりするときに使用する親指の第二関節を母指《ぼし》MP関節といい、この関節は内側の尺側側副靭帯《しゃくそくそくふくじんたい》と外側の橈側側副靭帯《とうそくそくふくじんたい》に支えられています。このいずれかの靭帯を損傷した場合を母指MP関節靭帯損傷といいます。症状としては、**腫《は》れて痛み、物をつかもうとすると痛み**が走り、力が入りません。スポーツ中の事故やけがにより、**親指に横からの強い力が加わって靭帯が断裂し、損傷**することで発症します。

横からの圧力をかけながらレントゲンのストレス撮影を行うと、靭帯の先に小さな骨片がみられたり、靭帯断裂の程度がわかります。

症状の程度によって治療法は異なります。軽度の場合は**テーピングや装具で親指を固定**し、安静を保ちます。関節の不安定性が強い場合や、**断裂した靭帯が反転して内転筋《ないてんきん》に引っかかっているような場合は自然に治る可能性が低く、不安定を残すため、手術を検討**します。

## 母指MP関節靭帯損傷の主な症状、検査法、治療法

### 主な症状

母指関節が腫《は》れ、痛みが出る。

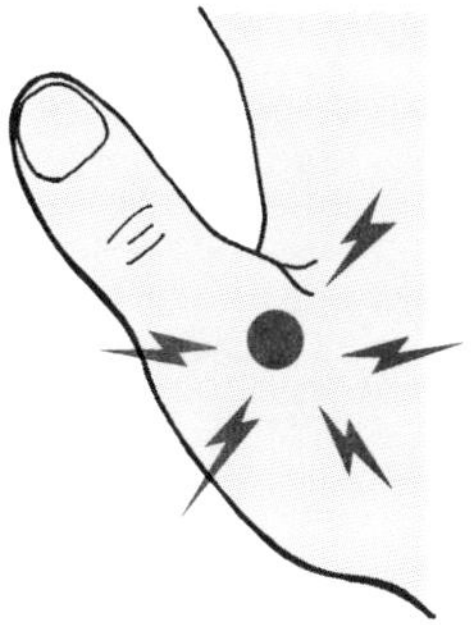

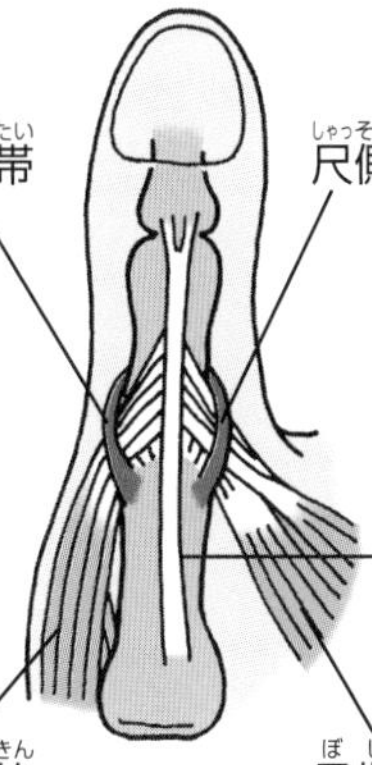


### 検査法

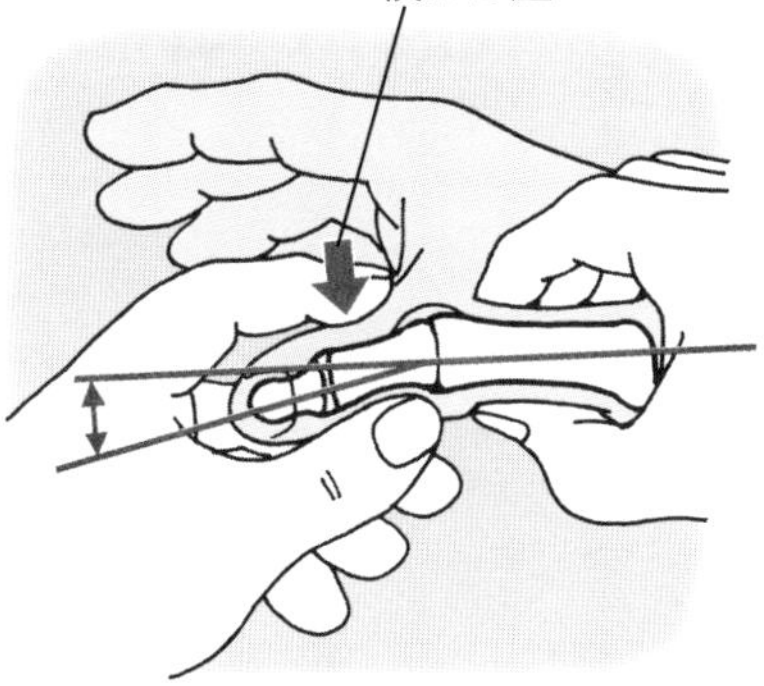


親指の横から圧をかけてレントゲン撮影を行う。

### 治療法

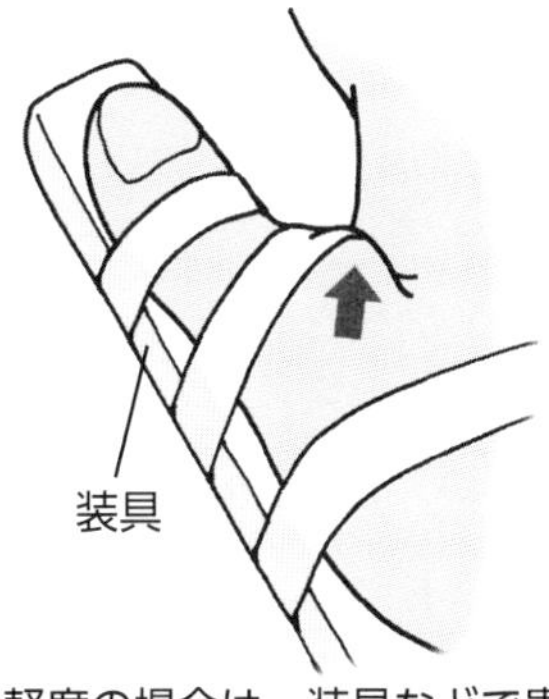


軽度の場合は、装具などで患部を固定する。

# 屈筋腱損傷《くっきんけんそんしょう》

屈筋腱《くっきんけん》は指を曲げる組織で、深指屈筋腱《しんしくっきんけん》と浅指屈筋腱《せんしくっきんけん》があり、前腕から手首・手のひら、各指にまで伸びています。屈筋腱が損傷を受けると、**深指屈筋腱が傷ついた場合は指のDIP関節が曲がらなくなり、深指屈筋腱と浅指屈筋腱が傷つくと指のDIP関節・PIP関節ともに曲がらなくなります**。この状態を**屈筋腱損傷**といいます。

**ドアに挟まれたり、刃物で切ったりするような事故やけがが原因**で起こります。まれですが、強い力で指が伸ばされ、腱が指の骨からはがれて指が曲がらなくなって生じることもあります。屈筋腱は神経や動脈と並走しているので、指神経を同時に損傷し、感覚障害が起こることもあります。

治療は、**損傷した腱を縫い合わせる外科手術が基本**です。手術後も縫い合わせた腱が周囲と癒着《ゆちゃく》しないように、手指をスムーズに動かすための**リハビリを3か月**ほど行います。

なお、損傷して2週間以上たつと腫《は》れがひどくなり、手術しても回復しにくくなるので、数日以内に診察を受けて手術することが大切です。

## 屈筋腱損傷の主な症状、治療法

### 主な症状

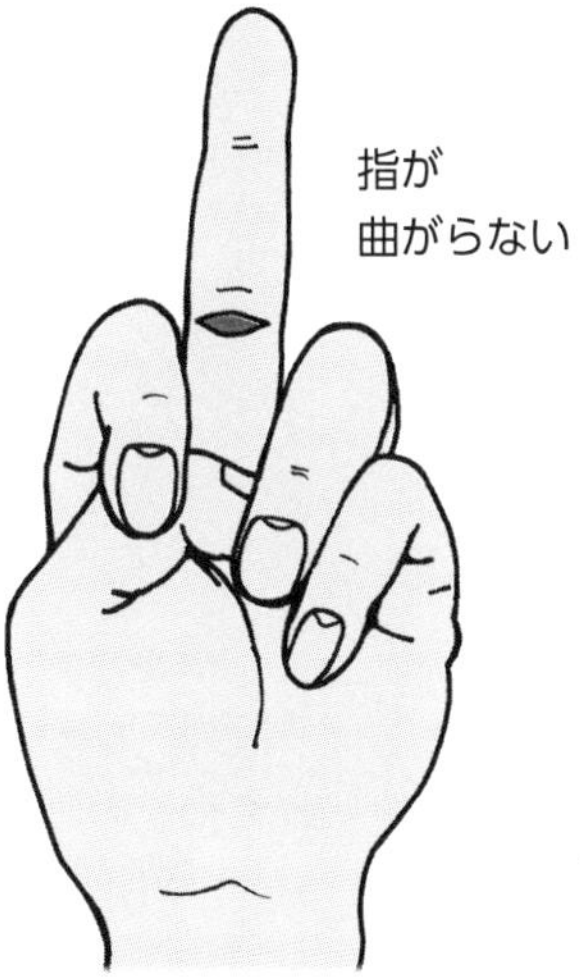


指を曲げる屈筋腱《くっきんけん》が損傷して指が曲がらなくなる。

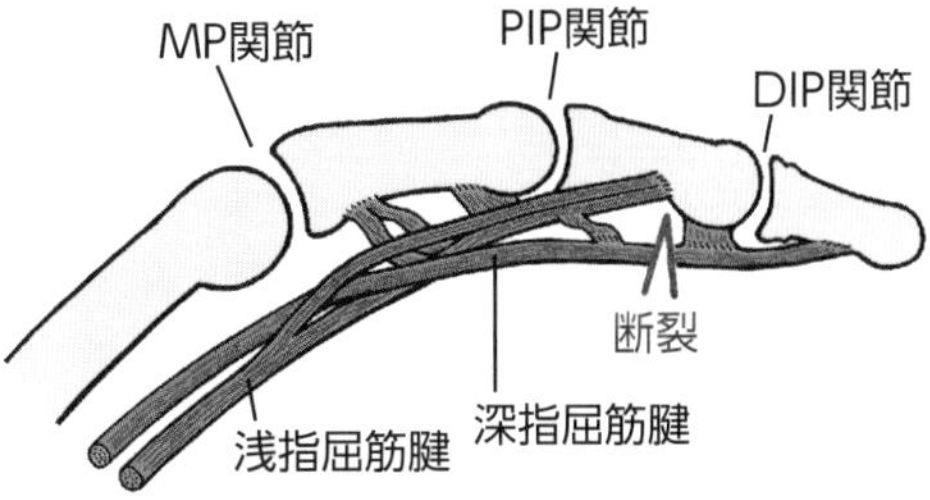


深指屈筋腱《しんしくっきんけん》だけの損傷では、指のDIP関節が曲がらない。

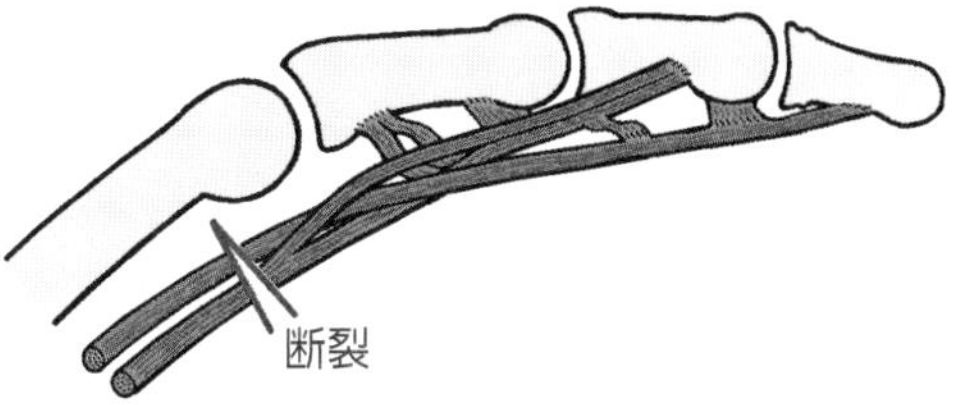


浅指屈筋腱《せんしくっきんけん》も損傷すると、指のDIP・PIP関節ともに曲がらない。

### 治療法

**[リハビリの一例]**

損傷した腱を縫い合わせる手術を行う。術後は、手指をスムーズに動かすためのリハビリを行う。

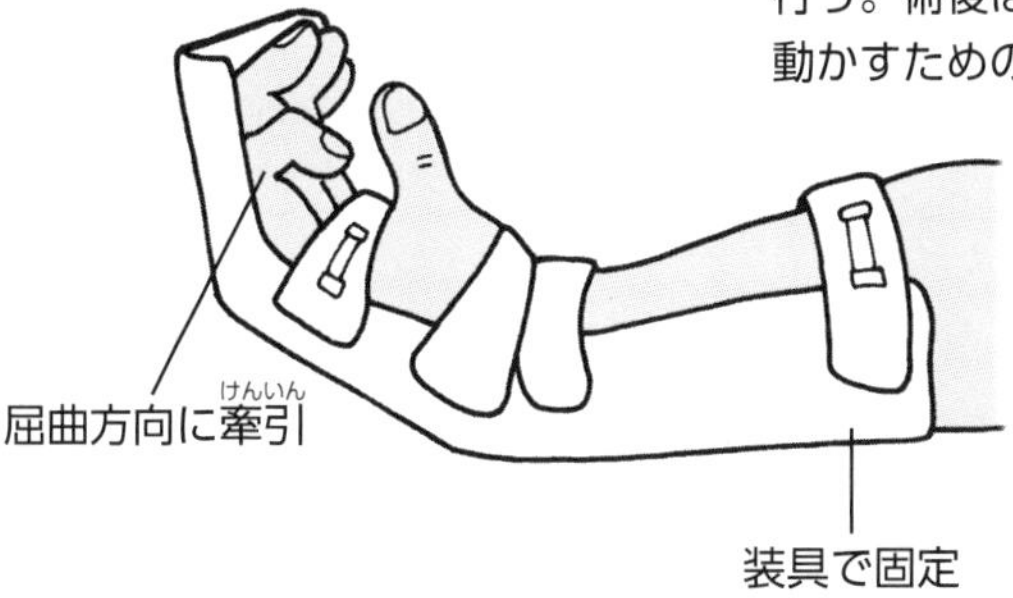

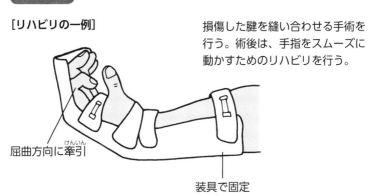

# 用語集

本書で出てきた用語をピックアップしてその意味をまとめました。

| | |
|---|---|
| 亜《あ》脱臼《だっきゅう》 | 関節を構成する骨と骨がずれる、またはずれかかっている状態。 |
| 遠《えん》位《い》橈尺《とうしゃく》関節《かんせつ》 | 手首側の橈骨と尺骨で構成される関節。肘側は近位橈尺関節。 |
| 横《おう》手根《しゅこん》靭帯《じんたい》 | 屈筋腱（指などを曲げる腱）と正中神経をおさえる。 |
| 回外《かいがい》 | 手のひらを上に向けるように前腕を外側に回すこと。 |
| 回内《かいない》 | 手のひらを下に向けるように前腕を内側に回すこと。 |
| 外《がい》反《はん》変形《へんけい》 | 指やひじなどが外側に曲がっている状態。 |
| かぎ爪《つめ》変形《へんけい》 | DIP関節とPIP関節が屈曲してワシの手のようになること。尺骨神経麻痺の症状。 |
| 下《か》垂《すい》手《しゅ》 | 手が垂れ下がった状態で、橈骨神経麻痺の症状。 |
| 滑液《かつえき》 | 関節の運動を滑らかにする滑膜でつくられる分泌物。 |
| 滑膜《かつまく》 | 関節を覆っている組織。関節包の内面を覆っている。 |
| 関節軟骨《かんせつなんこつ》 | 関節を構成する骨の表面を覆っている組織。 |

| | |
|---|---|
| 関節《かんせつ》ねずみ | 軟骨などの組織がはがれて関節内を移動するもの。 |
| 関節包《かんせつほう》 | 関節を包んでいる組織。中は滑膜で覆われている。 |
| 関節裂隙《かんせつれつげき》 | 関節の隙間。 |
| ギオン管《かん》（ギヨン管《かん》） | 尺骨神経管のこと。 |
| 急性期《きゅうせいき》 | 病気を発症した初期のこと。 |
| 胸郭出口《きょうかくでぐち》 | 胸の第一肋骨と鎖骨の間にある隙間部分。 |
| 筋電図検査《きんでんずけんさ》 | 電気活動を記録して神経や筋肉の異常を調べる検査。 |
| 屈筋腱《くっきんけん》 | 筋肉を曲げる作用のある腱。 |
| 経口薬《けいこうやく》 | 飲み薬、内服薬などの口から飲み込む薬。 |
| 頚神経《けいしんけい》 | 頚部（首）の8つの神経（C1〜C8）。 |
| 頚髄《けいずい》 | 頚椎部分にある脊髄。 |
| 頚椎《けいつい》 | 首のある7つの骨で構成される組織。 |
| 頚椎《けいつい》カラー | 頚椎を固定する装具。 |

| | |
|---|---|
| 腱《けん》 | 骨と筋肉をつなぐ組織。 |
| 肩甲挙筋《けんこうきょきん》 | 頚椎と肩甲骨をつなぐ筋肉。 |
| 肩甲骨《けんこうこつ》 | 肩を構成する三角形状の骨。 |
| 肩甲帯《けんこうたい》 | 上腕骨や肩甲骨、鎖骨などで構成される部分。 |
| 腱鞘炎《けんしょうえん》 | 腱が浮き上がらないように押さえている腱鞘に炎症が起こる病気。 |
| 腱性《けんせい》マレット | 指を伸ばす伸筋腱の損傷によって発症するマレット変形。 |
| 抗炎症作用《こうえんしょうさよう》 | 炎症を抑える効果があること。 |
| 巧緻性障害《こうちせいしょうがい》 | 細かい動作がしづらくなる障害。 |
| 更年期《こうねんき》 | 女性の閉経のおよそ前後5年間のこと。 |
| 骨棘《こっきょく》 | 骨の一部がとげのようになった状態。 |
| 骨硬化《こっこうか》 | 骨が硬くなった状態。 |
| 骨性《こっせい》マレット | 筋肉を伸ばす伸筋腱がついている骨がずれることによって発症するマレット変形。 |
| サイトカイン | 細胞から分泌されるたんぱく質。破壊物質。 |

| | |
|---|---|
| 自己免疫疾患《じこめんえきしっかん》 | 自分の体を守る免疫システムに異常をきたし、自分自身を攻撃する疾患。 |
| 尺側偏位《しゃくそくへんい》 | 手の指が付け根から小指側に曲がる変形。 |
| 尺骨神経《しゃっこつしんけい》 | 上腕から前腕を通って指先に至る神経で、薬指と小指の感覚にかかわる。 |
| 手根管《しゅこんかん》 | 手首の手のひら側にあるトンネルで、正中神経や腱が通っている。 |
| 手掌腱膜《しゅしょうけんまく》 | 手のひらにある線維状の組織。 |
| 伸筋腱《しんきんけん》 | 指などを伸ばす腱。 |
| 神経障害性疼痛《しんけいしょうがいせいとうつう》 | 神経などの機能障害によって起こる痛み。 |
| 神経《しんけい》ブロック | 局所麻酔薬などを使って痛みをとる治療法。 |
| 人工透析《じんこうとうせき》 | 腎臓の機能を機器などで人工的に補う方法。 |
| 靭帯《じんたい》 | 骨と骨をつなぐ関節を補強する組織。 |
| 髄核《ずいかく》 | 椎間板のゼラチン状の組織。 |
| スワンネック変形《へんけい》 | 手指が白鳥の首のように曲がる変形。 |
| 正中神経《せいちゅうしんけい》 | 上腕からひじの内側を通り、手関節・手指に至る神経。 |

| | |
|---|---|
| 脊髄《せきずい》 | 脳から手足に指令を送る神経。 |
| 脊柱管《せきちゅうかん》 | 神経の通り道。 |
| セルフリミッティング | 自然に経過して痛みがなくなること。 |
| 僧帽筋《そうぼうきん》 | 首から肩、背中にかけて広がる大きな筋肉。 |
| 中枢神経《ちゅうすうしんけい》 | 脳や脊髄など神経の中で中核をなす神経。 |
| 椎間板《ついかんばん》 | 脊髄の骨と骨の間にあるクッションの役割をする組織。 |
| 橈骨神経《とうこつしんけい》 | 上腕から前腕を通り指先に至る神経で、手首や指先を伸ばすときに働く筋肉を支配する。 |
| 頓服《とんぷく》 | 症状がひどいときに服用する薬。 |
| 脳血管障害《のうけっかんしょうがい》 | 脳梗塞や脳出血など、脳の血管が詰まる、破れるなどの障害。 |
| 嚢胞《のうほう》 | 液体の入った袋状の組織。 |
| 膀胱直腸障害《ぼうこうちょくちょうしょうがい》 | 尿や便の出が悪くなるなどの症状。 |
| 母《ぼ》指《し》球筋《きゅうきん》 | 親指の付け根の筋肉。 |
| 母《ぼ》指《し》CM関節《かんせつ》 | 親指の付け根の関節。 |

| | |
|---|---|
| 保存療法《ほぞんりょうほう》 | 手術をしない治療法。理学療法、薬物療法、運動療法などがある。 |
| ボタンホール変形《へんけい》 | 指の第二関節が曲がり、ボタンの穴から出たようになった変形。 |
| 末梢神経《まっしょうしんけい》 | 中枢神経からつながる体の末梢まで届く神経。 |
| ミューカスシスト（粘液嚢腫《ねんえきのうしゅ》） | 指のＤＩＰ関節の周辺にできる水ぶくれのような出っ張り。 |
| 遊離体《ゆうりたい》 | 関節軟骨がはがれ、関節内を移動する骨片などのこと。 |
| 理学療法《りがくりょうほう》 | 運動、マッサージ、電気などで体の機能の回復を図る療法。 |
| 腕神経叢《わんしんけいそう》 | 頚椎から出た神経が腕や手にいく神経に分かれる前に集まっている部分。 |
| ＤＩＰ関節《かんせつ》 | 指の第一関節。 |
| ＩＰ関節《かんせつ》 | 親指の第一関節。 |
| ＭＰ関節 | 指の第三関節。 |
| ＰＩＰ関節《かんせつ》 | 指の第二関節。 |
| ＳＴＴ関節《かんせつ》 | 舟状骨と大菱形骨・小菱形骨の間の関節。 |
| ＴＦＣＣ（三角線維軟骨複合体《さんかくせんいなんこつふくごうたい》） | 手関節の小指側にある組織。 |

●監修者紹介

**菊地 淑人**（きくち よしと）

きくち整形外科院長、日本手外科学会認定手外科専門医、医学博士。
平成２年、慶應義塾大学医学部卒業。同年、慶應義塾大学整形外科教室入室。平成６年より慶應義塾大学上肢班スタッフとして活動。平成10年、川崎市立川崎病院整形外科医長。平成15年、さいたま市立病院整形外科医長。平成18年10月、調布市深大寺にて「きくち整形外科」を開院し、現在に至る。日本整形外科学会、日本手外科学会、日本肘関節学会、日本運動器科学会ほか所属。

きくち整形外科
東京都調布市深大寺2-23-5 深大寺メディカルビル101

カバーデザイン／CYCLE DESIGN
本文・カバーイラスト／上杉昇平
校正／山中しのぶ
執筆協力／荻 和子
編集協力・本文デザイン・DTP／knowm（間瀬直道・大澤雄一）

図解 手外科専門医が教える
手根管症候群と
ヘバーデン結節の治し方

2020年４月25日　初版第1刷発行
2024年３月15日　初版第5刷発行

監 修 者　菊地 淑人
発 行 者　廣瀬 和二
発 行 所　株式会社 日東書院本社
〒113-0033　東京都文京区本郷 1-33-13　春日町ビル 5F
TEL：03-5931-5930（代表）　FAX：03-6386-3087（販売部）
URL：http://www.TG-NET.co.jp
印刷･製本所　図書印刷株式会社


ISBN978-4-528-02284-3 C2047